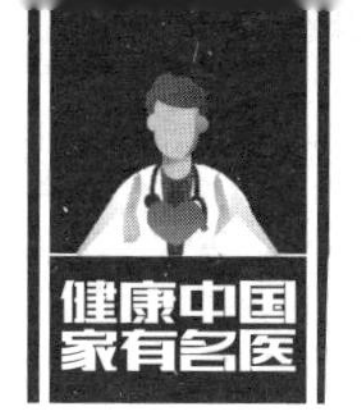

绝经期疾病诊断与治疗

总主编　王韬 教授

中国科普作家协会　医学科普创作专委会主任委员

主编 —— 陈亚萍

上海科学技术文献出版社
Shanghai Scientific and Technological Literature Press

图书在版编目（CIP）数据

绝经期疾病诊断与治疗 / 陈亚萍主编．—上海：上海科学技术文献出版社，2023
（健康中国·家有名医丛书）
ISBN 978-7-5439-8538-4

Ⅰ．①绝… Ⅱ．①陈… Ⅲ．①绝经期综合征—诊疗—普及读物 Ⅳ．① R711.51-49

中国版本图书馆 CIP 数据核字 (2022) 第 037245 号

选题策划：张 树
责任编辑：苏密娅
封面设计：留白文化

绝经期疾病诊断与治疗
JUEJINGQI JIBING ZHENDUAN YU ZHILIAO
主编 陈亚萍
出版发行：上海科学技术文献出版社
地 址：上海市长乐路 746 号
邮政编码：200040
经 销：全国新华书店
印 刷：商务印书馆上海印刷有限公司
开 本：650mm×900mm 1/16
印 张：13.5
字 数：137 000
版 次：2023 年 1 月第 1 版 2023 年 1 月第 1 次印刷
书 号：ISBN 978-7-5439-8538-4
定 价：38.00 元
http://www.sstlp.com

“健康中国·家有名医”丛书总主编简介

王　韬

上海市同济医院急诊医学部主任兼创伤中心主任，上海领军人才，全国创新争先奖状、国家科技进步奖二等奖获得者，国家健康科普专家库首批成员，中国科协辟谣平台专家，国家电影局科幻电影科学顾问，中国科普期刊分级目录专家委员会成员，中国科普作家协会医学科普创作专委会主任委员，中华医学会《健康世界》杂志执行副总编。

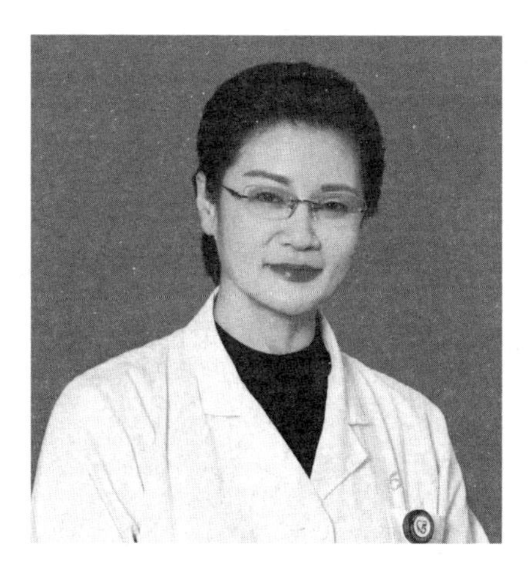

作者介绍：陈亚萍，复旦大学附属上海市第五人民医院妇产科主任、妇产科教研室主任，上海市住院医师规范化培训第五人民医院妇产科专业基地主任，主任医师，教授，复旦大学硕士研究生导师。闵行区第八届、第九届科技拔尖人才。现任上海市医学会绝经学组副组长、上海市盆底学组委员、上海市优生优育科学协会（上海市妇幼保健协会）妇女盆底功能障碍防治专业委员会委员、上海市医师协会妇产科医师分会第二届委员会、上海市康复医学会第一届泌尿盆底康复专业委员会委员、上海市抗癌协会妇科肿瘤专业委员会委员、上海市医学会妇科肿瘤专科分会委员、上海市浦东新区科技发展基金委员、上海市医师协会妇产科医师分会委员、中国整形美容协会科学技术奖评审委员会专家库专家。从事妇产科临床诊疗教学及科研工作30余年，有丰富的临床经验，尤其在妇科肿瘤、子宫内膜异位症等疾病的诊治及腹腔镜方面有很高的造诣。在国内外专业期刊发表学术论文40余篇，主编出版图书1部，获上海市闵行区科技成果奖二等奖及三等奖各1项。

E-mail：chenyaping@5thhospital.com

"健康中国·家有名医"丛书编委会

本书编委会

总　序

近日，中共中央办公厅、国务院办公厅印发了《关于新时代进一步加强科学技术普及工作的意见》，从加强科普能力建设、促进科普与科技创新协同发展等七个方面着重强调了科普是国家和社会普及科学技术知识、弘扬科学精神、传播科学思想、倡导科学方法的活动，是实现创新发展的重要基础性工作。这是对新时代科普工作提出新的明确要求，是推动新时代科普创新发展的重大契机。为响应号召，推进完成在科普发展导向上强化战略使命、发挥科技创新对科普工作的引领作用、发挥科普对于科技成果转化的促进作用的三大重要科普任务；促进我国科普事业蓬勃发展，营造热爱科学、崇尚创新的社会氛围，构建人类命运共同体，上海科学技术文献出版社特此策划推出“健康中国·家有名医丛书”。

健康是人最宝贵的财富，然而疾病是其绕不开的话题。随着社会发展，在人们物质水平提高的同时，这让更多人认识到健康的重要性，激发了全社会健康意识的觉醒。对健康的追求也有着更高的目标，不再局限于简单的治已病，而是更注重“未病先防、既病防变、愈后防复”。多方面的因素使得全民健康成为“热门”话题。

现代社会快节奏和高强度的生活方式，使我们常常处于亚健康状态。美食诱惑、运动不足、嗜好烟酒，往往导致肥胖，诱发高血压、高血脂、高血糖、高尿酸乃至冠心病、脑卒中，甚至损伤肺功能，造成肾功能衰退，而久病卧床又会造成肺炎、压疮、下肢血管栓塞等衍生疾病……凡此种种，严重影响人们的健康生活。

“经济要发展，健康要上去”，是每个老百姓的追求。“健康中国”不是一个口号，也不是一串数字。人民健康是民族昌盛和国家富强的重要标志，健康是人们最具普遍意义的美好生活需要。该丛书遴选临床常见病、多发病，为广大读者提供一套随时可以查阅的医学科普读物。

这套丛书，为广大读者提供一份随时可以查阅的医学手册，帮助读者了解与疾病预防治疗相关的各类知识，探索疾病发生发展的脉络，为找寻最合适的治疗方法提供参考。为全社会健康保驾护航，让大众更加关注基础疾病的治疗，提高机体免疫力。在为患者答疑解惑的同时，也传递了重要的健康理念。

本丛书秉承上海科学技术文献出版社曾经出版的“挂号费”丛书理念，作为医学科普读物，为广大读者详细介绍了各类常见疾病发病情况，疾病的预防、治疗，生活中的饮食、调养，疾病之间的关系，治疗的误区，患者的日常注意事项等。其内容新颖、系统、实用，适合患者、患者家属及广大群众阅读，对医生临床实践也具有一定的参考价值。本丛书版式活泼大气、文字舒展，采用一问一答的形式，逻辑严密、条理清晰、方便阅读，便于读者理解；行文深入浅出，对晦涩难懂的术语采用通俗表达，降低阅读门槛，方便读者获取有效信息，是可以反复阅读、随时查询的家庭读物，宛若一位指掌可取的“家庭医生”。

本丛书诚邀上海各三甲医院专科医生担任主编撰稿，每册书十万余字，一病一书，精选最为常见和患者最为关心的内容，删繁就简，避免连篇累牍又突出重点。本套“健康中国·家有名医”丛书在 2020 年出版了第一辑 21 册，现在第二辑 27 册也顺利与广大读者见面了。

这是一份送给社会和大众的健康礼物，看到丛书出版，我甚是欣慰。衷心盼望丛书可以让大众更了解疾病、更重视健康、更懂得未病先防，为健康中国事业添砖加瓦。

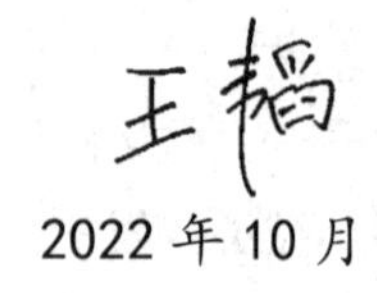

2022 年 10 月

序

女性的一生，从青春走来，如花如诗；以爱的名义，组建家庭，承担起孕育下一代和照顾家庭的任务；以责任的名义参加工作，承担社会责任。一路走来，忙碌并幸福着。眼见孩子长大成人，事业逐渐稳定，生活的节奏可以慢下来，到了可以尽享闲暇人生的时候了，各种难以言表的症状却悄然出现：潮热盗汗、月经改变，性交困难、排尿不适，心情也阴晴不定——焦虑紧张、多疑急躁，抑郁乏力、心慌头痛，对生活也呈消极态度。无论是自我感觉还是周边人际关系，以及和爱人的关系都愈发糟糕。随着绝经时间的延长，感觉"浑身是病"。问问身边的小姐妹，或者网上查查资料，这个叫更年期。哦，不是病，只是更年期。很多女性应该会长舒一口气。因为很多女性包括女性医务人员都会认为，更年期是正常的生理现象，不是病，扛一扛就过去了。

现代女性获取科普知识的途径也日益丰富，大多数更年期女性通过科普知识能够初步了解更年期或者叫围绝经期是因为女性激素水平减低而导致的。但大家似乎都认为这个时期不需要应用激素，激素多了反而会得肿瘤、会发胖、会引起各种疾病。临床上一谈到激素马上色变，认为"顺其自然"最好。

针对上述想法就需要我们临床科普工作者将正确的科学知识用通俗易懂的语言告诉广大群众，最终使之受益。

绝经的原因是卵巢功能的衰竭，从而导致雌、孕激素水平的减低。那这个阶段就应该缺乏激素，就应该忍受着低水平激素而导致的生理和心理的各种不适吗？答案是否定的。激素缺乏导致的健康问题也不仅仅是我们现阶段所见所感的，还包括各种机体衰退的问题，如老年人骨质疏松、心血管疾病、认知功能障碍等。围绝经期变化虽然不是病，但是各种更年期症状的直接原因，也是众多老年性疾病的始发期，绝经雌激素治疗是治疗绝经相关症状和延缓衰老性疾病发生的最有效措施。如果你能接受甲减的患者补充甲状腺素，糖尿病胰岛细胞功能减低的患者补充胰岛素，那么，卵巢功能衰退补充雌、孕激素从而维护女性健康的理念也应该接受。

本书的主编陈亚萍教授，主任医师，复旦大学硕士研究生导师，上海市医学会绝经学组副组长，在绝经管理领域建树颇丰。编写此书的初衷是满足人们日益增长的健康需求，满足大众对于绝经期知识的渴望。如果衰老是必然的生理过程，那么我们可以优雅地变老，健康地变老。当然，临床医生写科普，也是一种尝试，难免有这样或那样的遗漏、欠缺或不当之处，也恳请各位尊敬的读者不吝赐教。

上海交通大学附属第六人民医院

陶敏芳　教授

前　言

伴随着人们物质文化需求的日益增长,与之相对应的是健康需求的提升。当人们不再为吃饱穿暖而犯难的时候,开始担忧自身的健康问题。每一个人都希望自己的生命能够得到有质量的延伸。现今社会,网络资讯发达,当身体出现问题的时候,人们可以有多种渠道寻求帮助,医院就诊、网络咨询、专业书籍的查阅等,方式众多却也各有利弊。这个时候,专业便捷通俗的方式——临床科普读物应运而生,满足了广大老百姓对于健康知识需求。

这些科普读物都是由临床上这一领域颇有造诣的学者,将临床工作中广大患者感兴趣的话题、担心的问题,从专业的角度出发,但是用通俗易懂的语言阐述,使得广大的老百姓能够听明白,能够有帮助。

本书讨论的是每一个生命必经的重要阶段——围绝经期,也就是老百姓口中俗称的“更年期”。随着寿命的延长,女性同胞一生中有 1/3—1/2 的时间是在绝经后度过的,这个年龄组的女性在人口中的比例正在逐步增加。围绝经期的女性处于生殖功能从旺盛走向衰退的过渡期,在生理上、心理上都会出现一系列的变化,可能会有各种不适。在传统的观念中,这是一个正常的生理阶段,既然不是病,就不需要寻求医生的帮助。然而,随着人们对于生命质量的重视,越来越多的女性都在思考如何“优雅而健康地变老”。不仅如此,科技的进步也在告诉我们,女性激素的短期、中期和长期缺乏,不仅仅表现在潮热、发脾气、月经不调这些短时间内我们看得到的问题,更会给女性同胞长期的健康包括骨骼健康、心血管健康、神经系统健康带来影响,也会引发老年慢性代谢问题。

本书作者呼吁全社会应该给予中老年女性人群更多的关怀,及早辨析更年期问题。通过生活方式和心态的调整和对自己身体的珍爱来避免衰老过程的人为加快,防止或减少更年期综合征的产生,改善已经出现的更年期症状,帮助中老年人群将晚年这一生命乐章弹奏得更加美丽动人。

围绝经期激素匮乏会引发哪些健康问题?激素替代疗法安全吗?用激素会得肿瘤吗?我的情况是否适合激素替代治疗?如何在医生的专业帮助下合理使用激素?这些基本问题在本书中都会有详尽而通俗的阐述。希望能够帮助我们的中年人群平稳过渡、安全度过这一人生的特殊阶段。本书内容全面、先进,亦可供基层妇女保健工作者参考,同时也衷心希望这本书能为广大中老年人群平稳度过更年期、身体健康做出一些贡献。

目　录

女性生殖器系统器官及功能

什么是外生殖器

外生殖器指生殖器的外露部分，位于耻骨联合下至会阴之间。包括以下组织：

阴阜：耻骨联合前方，为隆起的脂肪垫。青春期发育时脂肪垫增厚，表面长有阴毛，女性呈尖端向下的倒三角形。

大阴唇：自阴阜开始向下向后至会阴的一对皮肤覆盖的脂肪组织，内侧有皮脂腺和汗腺，表面湿润似黏膜。大阴唇皮下组织松弛，其中有丰富的弹力纤维和脂肪组织，脂肪层中有丰富的静脉、神经及淋巴管，如受到外伤，易发生血肿。未婚未产的女性，两侧大阴唇往往合拢，覆盖后面的组织。

小阴唇：位于大阴唇内侧的一对薄皱襞。大小形状因人而异。小阴唇表面无阴毛，富含皮脂腺，少量汗腺，神经末梢丰富，非常敏感。两侧小阴唇也互相合拢。

阴蒂：位于两侧小阴唇顶端下方，由阴蒂头、阴蒂体和两个阴蒂脚组成。阴蒂头显露于外阴，因有丰富的神经末梢，极敏感。阴蒂具有勃起性，为与男性阴茎相似的海绵体组织。

阴道前庭：是两侧小阴唇之间的菱形区域，包括前庭球、前庭大腺、尿道口、阴道口及处女膜。阴蒂下方为圆形尿道口，其两侧后方有尿道旁腺,开口极小,约 0.5 mm,为细菌潜伏处。前庭的后半部为阴道口,其形状大小个体差异。覆盖阴道口的一层有孔薄膜称处女膜,处女膜的形状和坚固度也因人而异,多数为圆形或新月形。首次性生活处女膜会破裂,分娩会进一步引起处女膜的损伤,产后仅留有处女膜痕。前庭大腺开口位于小阴唇与处女膜之间的沟内,在性刺激下,腺体分泌黏液样分泌物,起润滑作用。若腺管口闭塞,可形成前庭大腺囊肿,伴有感染,则形成脓肿。

什么是内生殖器

内生殖器包括阴道、子宫、卵巢及输卵管。

阴道:阴道位于真骨盆下部的中央,为性交器官及月经血排出与胎儿娩出的通道,是由肌肉、黏膜组成的管道,上宽下窄,前壁与膀胱、尿道相邻,长 7—9 cm,后壁贴近直肠,长 10—12 cm。其壁由黏膜、肌层和纤维层构成,有丰富的血管供应,伸缩性很大。上端包绕宫颈,称阴道穹窿,可分为前后左右四部分。后穹窿为腹腔最低部分,在临床上有重要意义,临床上可经此处穿刺或引流。

子宫:子宫位于骨盆腔中央,处于膀胱和直肠之间,下端伸入阴道。子宫呈倒置的梨形,扁平,后面稍突出,随着女性发育、成熟、绝经后的不同阶段及不同产次,子宫的大小和形状有较大的差别。成年的子宫长 7—8 cm,宽 4—5 cm,厚 2—3 cm,子宫腔容量约 5 ml，绝经后逐渐萎缩。子宫上部较宽，称子宫体，其上端隆起突出的部分，叫子宫底，子宫底两侧为子宫角，与输卵管相通。子宫的下部较窄，呈圆柱状，称子宫颈，经阴道可见部分宫颈。

子宫为一空腔器官，主要组成成分是肌肉，宫体的前后壁几乎相贴，子宫腔仅为一裂缝，腔内覆盖有黏膜，称子宫内膜。从青春期到更年期，子宫内膜受卵巢激素的影响，有周期性的变化并产生月经。性交时，子宫为精子到达输卵管的通道。受孕后，子宫为胚胎发育、成长的场所。分娩时，子宫收缩，使胎儿及其附属物娩出。子宫腔为一上宽下窄的三角形，在子宫体与子宫颈之间形成最狭窄的部分，称子宫颊部，在非孕期，长约 1 cm，其下端与子宫颈内腔相连。此部位在产科方面有特别重要的意义。子宫颈内腔呈棱形，称为子宫颈管，成年妇女长约 3 cm，其下端称为子宫颈外口，连接阴道顶端。未产妇的子宫颈外口呈圆形，已产妇的子宫颈外口，由于受分娩的影响，形成大小不等的横裂，而分成前后两唇。子宫颈突出于阴道内，内含有腺体，可分泌一种黏液，即宫颈黏液，这种黏液的性状和量的多少，与子宫内膜一样，受卵巢功能的影响并呈明显的周期性变化。排卵期在雌激素作用下，宫颈黏液稀薄，有利于精子通过，与此同时，精子还能从子宫颈黏液中摄取养分，增加其活力，促进精子与卵子结合。而排卵后，在孕激素作用下，宫颈黏液减少而黏稠，并可在子宫颈管内形成黏液栓，使宫颈与外界分开，产生保护作用，同时，不利于精子通过子宫颈。如果这些腺体的开口因为炎症或损伤而堵塞，黏液潴留形成宫颈纳氏囊肿，也称宫颈潴留性囊肿。组织学上宫颈管黏膜为单层高柱状上皮，宫颈阴道部被覆复层鳞状上皮，宫颈鳞状上皮与柱状上皮交接部称为鳞柱交接部，根据其形态发生学变化，又分为原始鳞柱交接部和生理鳞柱交接部，两者之间的区域称转化区，宫颈转化区是宫颈癌及其癌前病变的好发部位。正常的子宫有较大的活动性，但一般呈前倾前屈位，这主要依赖于子宫的圆韧带、阔韧带、主韧带和子宫骶骨韧带的依托及骨盆底肌肉和筋膜的支托作用。子宫是女性重要的生殖器官，它是产生月经和孕育的胎儿的重要场所，这些生理功能主要取决于子宫内膜正常的周期性变化。而这种变化，则受到卵巢分泌的雌激素和孕激素的控制。

卵巢：卵巢为一对扁椭圆形的性腺器官，其主要作用是产生卵子和分泌甾体激素，从而使女子具备正常的生理特征和生育能力。青春期前卵巢表面光滑，青春期开始排卵后，表面逐渐凹凸不平。成年女子的卵巢大小约 4 cm×3 cm×1 cm，重 5—6 g，呈灰白色，绝经期后卵巢萎缩变小、变硬。卵巢位于输卵管的下方，卵巢外侧以漏斗韧带连于骨盆壁，内侧以骨盆卵巢固有韧带与子宫相连。卵巢表面无腹膜，由生发上皮覆盖，其内有一层纤维组织即卵巢白膜。白膜下的卵巢组织可分为皮质和髓质两部分。皮质在外层，其中有数以万计的始基卵泡和不同程度发育的卵泡及致密的结缔组织。年龄越大，卵泡越少，皮质越薄。绝经后卵巢功能衰竭，卵泡耗竭，卵巢缩小。髓质在卵巢的中心部分，含有疏松结缔组织及丰富的血管、神经、淋巴管及少量与卵巢悬韧带相连续的平滑肌纤维，髓质内无卵泡，平滑肌纤维对卵巢的运动具有作用。

输卵管:输卵管为一对细长而弯曲的管,内侧与子宫角相通连,外端游离而与卵巢相近,全长 8—14 cm,根据输卵管的形态可分为 4 部分:1.间质部,子宫角内,开口于宫腔;2.峡部,紧连子宫角;3.壶腹部,外侧,较宽大;4.伞端,游离,开口于腹腔。输卵管管壁由三层构成:外层为浆膜层,中间为平滑肌层,内层为黏膜层。值得注意的是输卵管肌肉的收缩和黏膜上皮细胞的形态、分泌及纤毛摆动均有周期性变化,受卵巢激素影响。输卵管为卵子与精子相遇的场所,受精卵由输卵管向子宫腔运行。

与女性生殖器邻近的器官有哪些

与子宫、卵巢及输卵管邻近的器官有:尿道、膀胱、输尿管、直肠、阑尾等。这些器官的增大、收缩、充盈或排空固然可以影响其他器官,而某一器官的创伤、感染、肿瘤等,更易累及邻近器官。

女性生殖道具有自然防御功能:两侧大阴唇自然合拢,遮掩阴道口、尿道口;阴道口闭合,阴道前后壁紧贴,防止外界污染;宫颈内口紧闭,宫颈管黏膜分泌黏液,形成黏液栓,成为上生殖道感染的机械屏障。

女性的各个生理阶段有何特点

女性的一生分为 7 个不同生理阶段,各个阶段有着不同的生理特点。随着生长、发育、成熟、衰老身体的各个器官、系统发生着变化,其中以生殖系统的变化最为显著。女性生殖系统的生理变化与其他系统的功能息息相关,且相互影响。

7个不同的生理阶段包括胎儿期、新生儿期、儿童期、青春期、性成熟期(育龄期)、绝经过渡期和绝经后期。各个阶段可因遗传、营养、环境的影响而有个体差异。

胎儿期:是由来自父母的23对(46条)染色体组成的受精卵的分化发育而成。其中的性染色体X与Y决定了胎儿的性别。孕10—13周胎儿垂体分泌促卵泡生成素(FSH)和促黄体生成素(LH),胎儿的促性腺激素有性别差异;甲状腺分泌甲状腺素,孕20周后迅速上升。也就是说,孕中期的胎儿下丘脑—垂体功能及甲状腺功能已具备。

新生儿期:出生后4周内称新生儿期。不同于男性和女性新生儿出生后,部分可有少量阴道出血,外阴可见轻度发育和充血,以及乳腺的发育和泌乳。这是由于女性胎儿出生前在母体内受高雌激素的影响,阴道出血是由于出生后离开母体雌激素水平急速下降所致。

儿童期:儿童期的主要生理特征是生长发育。出生4周后到12岁左右为儿童期,又以8岁为界,8岁前为儿童早期。下丘脑—垂体—卵巢性腺轴处于抑制状态,此期生殖状态为幼稚型,处于静止状态,表现为大阴唇薄、不丰满,未覆盖小阴唇及阴道口,阴道狭长,上皮薄,阴道酸度低,易发生损伤和炎症;子宫小,宫颈长,与宫体的比例为2∶1;子宫、输卵管、卵巢均位于腹腔内。8岁以后为儿童后期,性腺轴抑制状态解除,卵巢内的卵泡受促性腺激素影响有一定发育，分泌性激素，虽然未达到成熟阶段，但女性特征初步显现，皮下脂肪在胸、髋、肩部及外阴部堆积，乳房开始发育。

青春期：从儿童期末期到性成熟期之间的一段生命时期，是儿童发育到成人的一段过渡期。世界卫生组织(WHO)规定青春期为10—19岁。青春期的起点受遗传、环境、生活条件、社会经济等因素的影响，有一定的个体差异，女孩比男孩要早1—2年。在这一时期，身高突增，体重很大幅度增长，肌肉也达发育高峰，体内脂肪组织增加，在腰髂部、臀部、大腿等部位储存，形成女性的体态。体内各系统脏器增大，功能增强。不但机体的骨骼肌肉和各脏器生长发育迅速，生殖器官和性功能逐步发育成熟。女性青春期在促性腺激素的作用下，生殖器官发育：子宫明显增大，宫颈和宫体的比例为1∶2，阴阜脂肪增厚、隆起，大小阴唇增大肥厚，阴道增宽增长、皱褶增多，输卵管增粗，卵巢增大，表面凹凸不平，皮质内卵泡增多，发育不同，初步具有生育能力。除了生殖器官发育，在性腺激素的作用下，第二性征发育，乳房发育，阴毛、腋毛生长，音调变高等。一般女孩第二性征发育开始于9—13岁。青春期按照顺序先后经历4个不同阶段，为4—5年时间。①乳房发育：一般10岁左右乳房开始发育。②肾上腺功能初现：阴毛、腋毛的生长，阴毛的发育早于腋毛发育2年。③生长加速：11—12岁，平均每年生长9 cm，月经初潮后生长减缓。④月经初潮：第一次女性出现阴道出血为月经初潮，发育成熟的特征是出现月经初潮。月经周期是下丘脑—垂体—卵巢轴相互协调及生殖器官对性激素反应的结果，而全身各系统的器官也随着性激素的周期变化而有所变化。

性成熟期(育龄期):规律的月经周期是性成熟的主要特征。此期,卵巢功能成熟,周期性的排卵,周期性性腺激素分泌,是女性生育功能及内分泌功能最旺盛时期。①月经周期:月经来潮第一天至下一周期前一天为一个月经周期,有排卵的月经周期才属于正常的月经,正常周期时间 21—35 天,分为 3 阶段:卵泡期、排卵期、黄体期。其中卵泡期时间可长短不一,黄体期较稳定,为月经前 14±2 天。月经周期受下丘脑—垂体—卵巢性腺轴的调节。②妊娠期:一个特殊的时期,妊娠期在胎盘产生激素的作用下,母体各系统发生一系列适应性的变化,包括解剖和生理变化,以适应胚胎、胎儿生长发育的需要。产后 42 天一般恢复至未妊娠状态。

绝经过渡期:指女性 40 岁以后出现月经不规律直至最后一次月经的时期,称绝经过渡期。此期历时长短不一,长则 10 年以上。主要原因是卵巢功能的下降,卵泡数减少且卵泡对促性腺激素的反应减弱,常为无排卵月经,最后卵泡耗竭,卵巢功能衰竭。表现为生育能力逐步下降,月经不正常。月经的变化可有多种表现,周期缩短或延长,经量或多或少,经期长,淋漓不净等。内分泌产生变化,初期由于卵泡发育程度不足,首先出现的变化表现为孕激素相对不足,随着卵泡数的减少,雌激素水平波动,忽高忽低,甚至出现急剧下降;雄激素主要来自肾上腺,极小部分来自卵巢,故雄激素会显示略下降;绝经过渡期促性腺激素促卵泡生成素和促黄体生成素均升高,以 FSH 值升高更明显。由于雌激素水平的降低及波动,此期的女性还可能出现血管舒缩障碍和精神、神经症状，如潮热、出汗、抑郁、烦躁、睡眠障碍等，俗称更年期综合征。女性停经12个月，其最后一次月经为绝经，我国妇女平均绝经年龄为49.5岁。

绝经后期：以往称老年期，指绝经后的生命时期。随着绝经时间的延长，身体的各器官及功能逐步下降。一般60岁以后妇女机体逐渐老化进入老年期。此时妇女已绝经将近10年左右，卵巢功能已完全消失，雌激素水平极低，此期雌激素皆由外周血内雄烯二酮转化而来。全身组织出现萎缩与老化现象，生殖器官萎缩，易发生老年性阴道炎、尿路感染、尿失禁等，绝经后盆底组织筋膜松弛，易发生子宫脱垂、膀胱膨出和直肠膨出。绝经后骨代谢异常，由于雌激素水平急剧下降，骨吸收大于骨形成，骨量丢失加快，引起骨质疏松，易发生骨折。骨量丢失的速度在绝经早期快于绝经晚期，松质骨快于皮质骨，所以，预防老年妇女发生骨质疏松，应从围绝经期开始。冠心病的发生在老年期也明显增多，因为雌激素参与了血脂的代谢，绝经后雌激素下降，影响血脂代谢，导致动脉粥样硬化，容易发生冠心病和心肌梗死。故而绝经应视为一种老年疾病，随着人类寿命的延长，应加强对于绝经管理的关注。

月经是如何形成的

月经的定义：月经是指伴随卵巢周期性的排卵而出现的子宫内膜周期性脱落及出血。规律的月经周期是女性成熟的主要

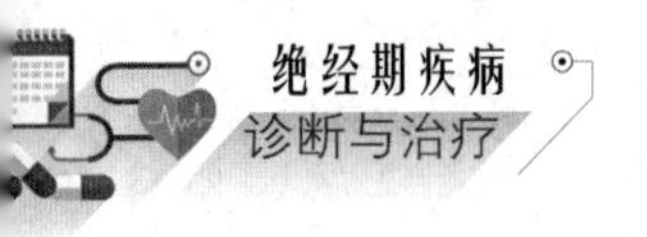

特征。月经周期的计算是从月经来潮的第一天算起，直到下一次月经的前一天，正常周期21—35天，经期为3—7天，经量5—80 ml。月经周期包括卵巢周期性变化，分为卵泡期、排卵期和黄体期；子宫内膜组织学周期性的变化，包括增生期和分泌期改变。

卵巢周期变化：①卵泡期：进入青春期后，卵泡在促性腺激素的作用下自主发育至成熟，每月发育一批（3—11个）卵泡，经过募集、选择，其中每次只有一个优势卵泡发育成熟，并排出卵子，其余的卵泡发育到一定程度通过细胞凋亡机制而自行退化闭锁。而卵泡成熟前需要经过从始基卵泡至窦前卵泡需9个月时间，再从窦前卵泡至成熟卵泡约需85天或3个月经周期。窦前卵泡的发育不依赖于促性腺激素，卵泡增大直径达500 μm，称为窦卵泡。窦卵泡到排卵前卵泡主要依靠促卵泡生成素刺激，卵泡直径可达16 mm，在此期间发生卵泡募集并完成优势卵泡的选择。一般卵泡生长的最后阶段正常约需15日左右，是月经周期的卵泡期。②排卵：卵泡成熟，此时卵巢颗粒细胞分泌少量孕激素及高水平雌激素促发促性腺激素促卵泡生成素（FSH）和促黄体生成素（LH）大量释放，形成LH峰，24—48小时后卵泡破裂，卵泡液中的前列腺素引起卵泡周围肌纤维收缩，使卵母细胞及其周围的颗粒细胞一起排入腹腔，排卵完成。3.黄体形成及退化：排卵后卵泡塌陷，破口愈合，卵泡内的颗粒细胞积聚黄色脂质而形成黄体，分泌孕激素和雌激素，随着黄体发育增大，雌、孕激素的分泌显著增加。排卵后8—9天，若无胚泡着床，垂体分泌的促性腺激素下降，无妊娠滋养细胞分泌的人绒毛膜促性腺激素(hCG)的作用,黄体逐渐退化,激素分泌功能减退,雌、孕激素下降,最后成为无血管的瘢痕,也即为白体。黄体功能时间一般为 14 天,黄体衰退后月经来潮,卵巢中又有新的卵泡发育,开始新的周期。

子宫内膜的周期性变化:卵巢的周期变化使子宫内膜随之也发生周期性的变化。①增殖期:对应于卵泡期,月经出血后的第 5—14 天,卵泡发育,雌激素分泌增多,在雌激素的作用下,内膜表面上皮、腺体、间质及血管呈增殖状态,内膜增厚。②分泌期:对应卵巢黄体期,月经周期第 15—28 天,排卵后 1—5 天,雌激素使内膜继续增厚,同时黄体分泌孕激素,内膜增殖同时,腺体更增长弯曲、血管增加,间质疏松、水肿,内膜疏松,出现分泌反应。③月经期:由于未受孕,黄体萎缩,雌、孕激素迅速下降,导致子宫内膜功能层崩解脱落出血,月经来潮,第 3—4 天腺体和间质再生。

神经调节也参与了月经周期,下丘脑、垂体与卵巢之间相互调节、相互影响,形成了完整又协调的神经分泌系统,影响月经周期得到调节。

绝经相关概念如何定义

绝经:是一个回顾性的概念,指女性停止月经来潮 12 个月,其一生中的最后一次月经为绝经的时间。绝经意味着女性卵巢功能的衰竭。在女性的身体器官中,卵巢是最早衰退的器官,中国女性的平均绝经年龄为49.5岁。绝经分为自然绝经和人工绝经。自然绝经顾名思义为卵巢功能的自然衰竭;人工绝经是指两侧卵巢经手术切除或放射线照射、化疗等原因所致卵巢功能衰退的绝经,或手术子宫切除绝经。但是如果是年轻患者仅子宫切除,保留卵巢的手术所致月经停止并非真正意义上的绝经,其卵巢功能并未衰退,体内性腺激素并不缺乏,对于此类女性,由于无月经停止的表现,更应关注卵巢功能衰退的征象,有绝经激素治疗的适应证时及时治疗。绝经前后由于性激素波动或减少所致的一系列躯体及精神心理症状,称绝经综合征,亦即俗称更年期综合征。人工绝经(卵巢手术切除或放、化疗损伤)由于性腺激素的急剧下降更易发生绝经综合征。

围绝经期:指绝经前后的一段时间。40岁以上的妇女,如果10个月内发生二次相邻月经周期长度变化大于7天,意味着进入了围绝经期,而最后一次月经后一年标志着绝经,故绝经后一年是围绝经期的终点。此期时间长短不一,个体差异大,是卵巢功能从下降到衰竭的一个过程。卵巢功能与卵泡的数量和质量息息相关,其实在女性的一生中,卵泡数量逐渐减少和闭锁,胎儿在孕20周时,卵泡数量大概在700万个,当出生时卵泡数量减少至200万—300万个,月经初潮时卵泡数量只有30万—40万个,卵巢功能的衰竭即是卵泡的耗竭,所以卵巢功能是无法逆转的。更年期是一个传统的名称,相当于围绝经期。

绝经后期:指绝经后直至生命终止的一段时期。绝经后期是女性全身组织及各器官逐步衰退、老化的时期。此期生理状态在女性各生命周期中已述。

早发性卵巢功能不全(POI):女性40岁以前,出现月经异常,如周期缩短或延长等卵巢功能减退的临床表现,性激素检查间隔一月2次测促性腺激素(FSH>25U/L),雌激素水平波动性下降。而卵巢早衰是POI的终末阶段,是指40岁以前出现闭经,促性腺激素FSH>40U/L,雌激素水平下降,并伴有不同程度的潮热、睡眠障碍等绝经综合征症状。值得强调的是早发性卵巢功能不全是卵巢在40岁以前就衰退的疾病,表现出类似绝经的特点,是一种病理状态,并不是绝经的提前。病因主要有遗传因素,免疫学因素自身免疫性疾病,吸烟、酗酒以及环境中的物理、化学、病毒、放射因素,也有病因不明的特发性因素。早发性卵巢功能不全对人体的危害更大,不但造成女性生育力的下降甚至消失,而且易发生心血管疾病和骨质疏松症,以及发生情感问题及痴呆,故应得到足够的重视。

绝经综合征

什么是绝经和围绝经期

绝经的本质是卵巢功能衰竭。绝经分为自然绝经和人工绝经。自然绝经是卵巢生理性衰竭所致的绝经;人工绝经是因为两侧卵巢经手术或放射性或化学性治疗等所致的绝经。围绝经期是妇女自生育期的规律月经过渡到绝经的阶段,包括从出现与卵巢功能下降有关的内分泌、生物学和临床特性起到末次月经后一年。一般从40岁以后,出现月经周期长度超过7天,10个月经周期内发生2次,标志已进入围绝经期。

什么是绝经综合征

女性绝经前后因卵巢功能衰退会出现激素波动或减少相关的一系列症状,包括身体症状和心理症状,这一系列症状统称为绝经综合征。人工绝经更容易发生绝经综合征。绝经综合征近期表现主要是月经紊乱、血管舒缩功能不稳定、自主神经功能失调以及精神症状;远期表现主要是泌尿生殖功能异常、骨质疏松和心血管系统疾病等。

围绝经期和绝经后体内激素会发生什么样的变化

在围绝经期早期雌激素水平波动很大,雌激素高于正常卵泡期水平。当卵泡完全停止发育后,雌激素迅速下降,绝经后卵巢很少分泌雌激素,女性体内雌激素主要来源于肾上腺皮质和周围组织。围绝经期卵泡发育质量下降,黄体功能不足,因此孕酮分泌减少,绝经后无孕酮分泌。绝经后雄激素水平下降。围绝经期促性腺激素增高,绝经后卵泡闭锁,雌激素下降,促性腺激素增高尤其是促卵泡素增高、促性腺激素释放激素增加、抑制素、抗米勒管激素降低。雌激素下降较促卵泡素增高早,是反应卵巢功能衰退更敏感的指标。

40 岁以上女性出现了哪些表现表明可能进入了围绝经期

围绝经期女性往往因为某种症状去医院就诊,并没有意识到这些症状可能是绝经综合征。而是当作其他疾病在治疗,往往起不到很好的治疗效果。因此我们来了解一下身体发生了哪些变化可能是已经进入围绝经期了。①月经紊乱:以往月经周期规则,量中。最近发现月经周期逐渐缩短、经量减少,部分月

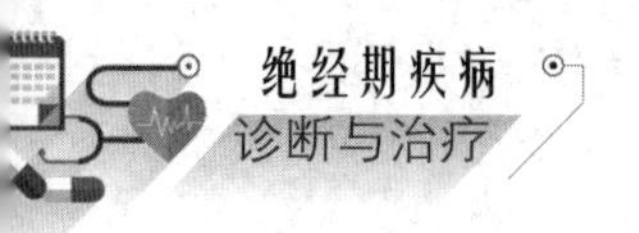

经周期延长，月经期淋漓不净持续很长时间，有些时候出现月经量多甚至大出血，严重者导致低血容量性休克。极少数出现突然停经。这些表现是因为激素波动大，不稳定，不能规律排卵，孕激素不足等导致。②血管舒缩症状：门诊很多女性发现近期莫名其妙地频繁发生一阵阵燥热、出汗，尤其是在夜间发作频繁，燥热通常是突然发作，由面部、颈部或胸部开始发作并扩散到全身，继之出汗。持续时间1—5分钟。发作频次可由每日几次至十余次。围绝经期妇女有高达85%会出现潮热。该症状可持续1—5年。有部分女性在末次月经前一年就开始出现该症状，在绝经后几年症状才逐渐减轻。③精神神经症状：有些妇女近期因压力较大，如小孩学习不好变得焦躁不安，跟丈夫也经常发牢骚、吵架，在单位跟同事不愉快等。在工作上自信心降低，工作时记忆力减退及注意力不集中，夜间睡眠也不好。整个人白天都无精打采，处于焦虑、多疑、情绪低落甚至抑郁、情绪失控等状态。④自主神经失调症状：有头晕、耳鸣、头痛、心悸等不适。有些妇女甚至出现抑郁，产生自杀的念头。出现了这些情况后需要及时就医，需通过一些药物来改善症状，平稳度过围绝经期阶段。但有些妇女没有明显的绝经综合征。

通过什么方法可以诊断绝经

根据病史及临床表现可以大致判断是否已进入绝经。需要详细询问相关症状、月经史(停经达12个月)、年龄、婚育史、既往疾病史、手术及用药史、家族史等。进行全身检查及妇科检查,排除器质性病变或精神疾病。卵巢功能评估的检查可以辅助诊断。激素测定:血清促卵泡生成素(FSH)大于 10 U/L 提示卵巢功能下降,促卵泡生成素大于 40 U/L,且雌激素小于 10—20 ng/ml 提示卵巢功能衰竭;血清抑制素 B≤45 ng/L 是卵巢功能减退的早期标志。抗米勒管激素(AMH)低于 1.1 ng/ml 提示卵巢储备下降,若低于 0.2 ng/ml 提示即将绝经。超声检查:基础状态下卵巢窦卵泡数目减少,卵巢容积缩小,子宫内膜变薄。

围绝经期月经失调是正常现象吗

月经的变化是进入围绝经期的标志性时间,围绝经期女性很多会发生月经失调。但不能说月经失调都是正常现象,不需要治疗。随着女性年龄增长,卵巢功能逐渐降低,女性月经周期从每个月 28—30 天逐渐缩短至 23—25 天。进一步出现月经周期不规则,周期相差超过 7 天,10 个月经周期内发生两次。逐渐出现 1—2 个月不来月经。经量减少,或月经期淋漓不净持续很长时间,有的出现月经量多,有些时候出现大出血甚至导致低血容量性休克。长时间出血患者会出现腰酸背痛,阴道分泌物异味,发生生殖道感染、子宫内膜炎、附件炎、盆腔炎等,导致腹痛、发热等。长期血液丢失,患者会出现贫血、头晕、眼花、胸闷、心慌、气短等,严重贫血甚至会出现失血性休克晕倒。因此,即使是围绝经期激素变化导致的月经失调,也应该及时就诊,以免长期大量出血对身体造成损害。围绝经期阴道出血还有很多原因,异常子宫出血不一定是月经失调。因此,应该及时到医院就诊,排除其他原因导致的异常阴道出血,根据病因及时治疗。尤其围绝经期是女性子宫内膜病变和肿瘤的高发期,大部分子宫内膜病变在早期都会表现为异常阴道出血。因此,发生异常阴道出血一定要去医院就诊,进行规范的诊断排除肿瘤及其他器质性病变,再按照围绝经期月经失调治疗。

围绝经期月经失调有哪些常见的原因

月经周期主要是受下丘脑—垂体—卵巢性腺轴的神经内分泌调节。性腺轴的神经内分泌活动还受大脑高级中枢的影响。因此其他内分泌腺的活动也会影响月经。如精神创伤、应激反应、工作压力过大、生活环境改变、天气情绪变化、节食、营养不良、运动变化;全身性疾病如血液病、肝病等;内分泌相关疾病如甲状腺疾病、肾上腺疾病、糖尿病等;生殖系统疾病如生殖系统肿瘤、炎性、损伤等。围绝经期卵巢功能逐渐衰退,卵巢内的卵泡数量急剧减少,卵泡质量下降,不能排卵或卵泡发育不良,都可能导致月经失调。因此,在发生围绝经期月经失调时一定要仔细寻找出血原因,予以有针对性治疗。

45 岁了，近期怎么会突发一阵燥热、面部发红，睡醒满身大汗

突发一阵燥热、面部发红，睡醒满身大汗可能是进入了围绝经期。45 岁虽然月经仍然来潮，但卵巢功能已经减退，突发燥热、面部发红、大汗等可能是进入了围绝经期状态。潮热、出汗是围绝经期女性最常见症状，往往在绝经之前很长一段时间就开始了，绝经后一段时间逐渐消失。自然绝经女性发生率在 50％以上，持续 1—5 年，部分女性可以时间更长。发生频率昼夜不同，白天主要是潮热，夜间主要是盗汗。围绝经期女性往往会感觉一阵燥热从胸部至颈部及面部扩散，随之面部发红，伴随发热后一阵出汗，汗液蒸发后带走热量继之出现寒冷、背部潮湿发凉，严重影响心情和生活质量。有时候夜间因出汗惊醒，影响睡眠质量，导致白天没有精神。每次发作持续数分钟后自行消失，如潮水一般，故称为潮热。

进入围绝经期都会有潮热、盗汗吗

潮热、盗汗是围绝经期最常见的血管舒缩症状，是进入围绝经期典型症状，发病率很高，但不是所有人都会发生。围绝经期潮热出汗的机制目前尚不明确，有研究认为是雌激素暴露撤退

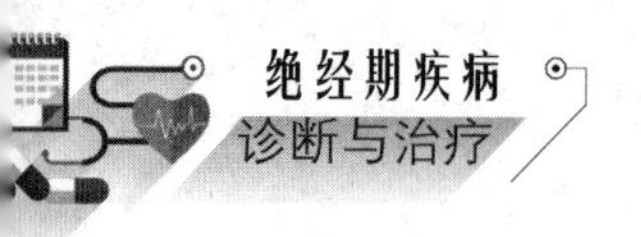

后下丘脑体温调节系统反射障碍导致。有国内外大量研究发现，围绝经期潮热、出汗与很多因素有关。在中国，研究发现城市与农村发生率分别为47%和28%，城市发生率明显高于农村。不同地域、种族、文化背景的个体潮热、出汗发生率差异很大。日本发生率最低，其次是中国，白色人种发生率较高，黑色人种发生率最高。潮热、出汗还受工作环境、生活方式和个人饮食习惯的影响。工作压力大，精神紧张，焦虑，环境温度高，体质指数高，吸烟，体力活动少，饮咖啡因、酒精的妇女更容易发生潮热。这些潮热、出汗症状可能与围绝经期心血管症状相关。因此，应该根据严重程度和持续时间制订个体化方案，给予及时有效的治疗。

为什么进入围绝经期会发生潮热、出汗呢

月经还正常来就出现潮热、出汗，这些症状在围绝经期最严重，但是大部分随着年龄的进展症状慢慢减轻，绝经一段时间后症状又会慢慢消失。为什么会发生这种现象？这种现象主要是因为围绝经期激素波动较大所致。研究发现很多神经性厌食导致的闭经或原发性闭经潮热、出汗表现没有那么明显，自然绝经与人工绝经相比，人工绝经潮热、出汗症状更严重。研究发现，在人工补充雌激素突然停药后出现非常明显的潮热、出汗。因此认为潮热、出汗与内源性雌激素突然降低或外源性雌激素突然撤退有关，相对没有波动的持续低水平雌激素反而没有明显

的潮热、出汗。研究发现，雌激素在大脑使热平衡区域扩大，雌激素下降后患者热平衡区域变窄，雌激素过快波动后使机体体温调节紊乱。另外，雌激素突然下降导致机体多种神经介质代谢异常，在多因素的作用下机体出现潮热出汗。临床上常见绝经前女性激素分泌正常，因为肿瘤等疾病行双侧卵巢切除术或化疗放疗对卵巢功能损伤，或使用抑制卵巢功能的药物治疗子宫内膜异位症如GnRH-a，患者很快出现潮热、出汗症状，较逐渐发生的自然绝经出现的潮热、出汗症状更为明显。因此，有些人工绝经需要使用药物缓解症状，缓慢过渡到绝经年龄。

围绝经期潮热、出汗需要治疗吗

围绝经期潮热、出汗比较严重者需要治疗。潮热出汗虽然发作时几分钟至十几分钟就过去了，但一阵阵发热使患者非常难受。一会儿燥热难耐，需要环境温度减低，一阵燥热后开始出现大汗淋漓，衣服湿冷畏寒，甚至颤抖，湿冷的衣服接触皮肤造成严重不适感，同时需要环境温度升高。患者不能安静工作和学习。不断开窗、关窗及开关空调，对周围其他同事造成影响。有时夜间盗汗被惊醒，甚至要更换衣服，严重影响睡眠，因睡眠质量不佳，白天工作注意力不集中，记忆力下降，严重影响到白天的工作和学习。同时潮热出汗是围绝经期的重要提示，围绝经期雌激素水平低下还会导致更为严重的其他疾病，如果没有引起足够重视，可能错过其他疾病的早期预防和治疗。因此，当潮热、出汗影响到围绝经期妇女的工作和生活时应该积极到医院检查并治疗，以提高围绝经期妇女的生活质量。

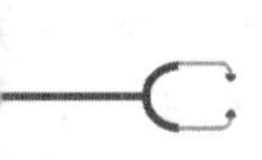

有什么办法能预防和减少围绝经期潮热、出汗的症状吗

围绝经期的潮热、出汗等血管舒缩症状，若症状不严重可以通过生活方式的调整来解决，对于症状较重者可以使用药物治疗。围绝经期潮热、出汗受体质指数大、吸烟、缺乏运动和社会经济条件差影响，所以应调整生活方式如戒烟，减体重，清淡低脂饮食等。进行有规律的锻炼，规律锻炼可以稳定体温，调节中枢，使外周血管舒缩功能稳定。保持室内通风，适当增减衣服，及时适应和调节体温变化，这样可以有效缓解轻、中度潮热、出汗。因潮热、出汗的根本原因是因为激素波动性下降所致，补充雌激素保持体内雌激素水平处于稳定状态是治疗围绝经期潮热、出汗最有效的方法。若部分围绝经期妇女因其他原因不愿意使用激素或有使用激素的禁忌证，可以考虑使用非激素治疗。适当使用镇静药物和调节植物神经功能药物，如谷维素和维生素等；5-羟色胺再摄取抑制剂：帕罗西汀 50 mg/d 口服可有效缓解血管舒张症状；植物类药物如黑升麻异丙醇萃取物、升麻乙醇萃取物等；中草药和大豆异黄酮等药物对症状也有一定的缓解作用，但其不良反应有待于进一步研究。

最近晚上睡不好，白天没有精神，记忆力差，工作效率极低是怎么回事

很多女性经常抱怨，到了 40 岁以后突然出现睡眠不好。每天很疲劳，早早地就想睡觉，睡了几个小时后到半夜两三点就醒了，怎么睡不着，等到快天亮的时候又睡着了，早上起不来，整天都无精打采。有时候很晚睡不着，熬到 12 点好不容易睡着了，到了早晨 5 点就醒了，晚上还不停地做梦。白天精神状态不好，记忆力变差，工作效率变低。经常还会同时伴有头痛、心悸、眩晕和耳鸣等。研究发现绝经后和围绝经期发病较绝经前发病率明显增高。围绝经期睡眠障碍是围绝经期主要症状之一，发病率占 1/3—1/2。睡眠可以消除疲劳，还可以提高免疫力，增强机体的抵抗力。长期睡眠不足会导致机体生理、心理健康受到很大的损害。不良睡眠往往是心血管疾病、糖尿病、抑郁症等多种疾病的诱因和早期表现。围绝经期激素的剧烈波动促使睡眠障碍的发生。中年人沉重的家庭负担和巨大的工作压力成为围绝经期妇女发生睡眠障碍的重要影响因素，导致睡眠障碍进一步加重。

围绝经期有哪些诱因可能导致睡眠障碍

围绝经期雌激素、孕激素和雄激素等激素水平发生剧烈的

波动,这些激素的波动对中枢神经系统产生重大影响。雌、孕激素水平降低,可产生一系列以自主神经功能紊乱。体内雌激素水平变化对松果体产生褪黑素水平有明显影响。雌激素水平降低时,昼夜节律发生变化,导致睡眠中断和失眠。另外雌二醇还可通过调节下丘脑温度敏感神经元来调节体温,通过影响围绝经期潮热等症状而影响围绝经期女性睡眠质量。研究发现,孕激素可以增加围绝经期妇女的睡眠质量。有潮热症状表现的妇女与没有潮热症状的妇女相比,夜间觉醒的频率几乎要高出3倍。抑郁、焦虑会导致睡眠障碍,相反睡眠障碍也会加重抑郁和焦虑的发作。一些身体慢性疾病、慢性疼痛带来的身体不适和心理压力也是影响睡眠质量的重要因素,如长期骨质疏松导致肌肉关节疼痛。还有些社会因素及突发事件。如工作压力、子女升学、家庭矛盾、父母或亲人病故等。还有部分药物和遗传因素等均可影响睡眠,成为导致围绝经期睡眠障碍的因素。

围绝经期睡眠障碍可以不管吗

围绝经期睡眠障碍是影响女性身心健康的重大危险因素之一。睡眠可以消除疲劳,充足的睡眠可以提高机体免疫力,增强机体的抵抗力。睡眠不足是很多慢性疾病的危险因素,如心血管疾病、糖尿病、抑郁症等。围绝经期因为各种因素的综合作用,是女性抑郁症高发年龄段。研究发现睡眠障碍是诱发和加重抑郁症的重要因素。睡眠不足可导致白天精神状态不佳，记忆力下降，影响工作效率。身体的疲乏导致患者对自己失去信心，否定自己的工作能力等。与同事关系不融洽，在家里与丈夫和子女之间也会产生矛盾。长期的睡眠障碍会对患者身体和心理将造成不可估量的损伤，严重者可能出现自杀倾向。同时睡眠障碍也是很多慢性疾病的早期表现。因此，围绝经期女性出现了睡眠障碍应该及时寻求医生的帮助，找到发生的原因，根据病因及时治疗，以免发生恶性循环。通过积极的治疗，大部分患者的症状可以得到有效控制，避免对身体和心理造成进一步的损伤。根据患者的具体情况，可以使用激素药物治疗和非激素药物治疗，使用镇静剂辅助睡眠，同时予以饮食和合适的锻炼配合治疗。此外，睡眠还受社会因素及其他突发事件的影响。因此需要寻找睡眠障碍的原因，进行必要的心理疏导，家属要给予足够的关心和照顾，缓解工作和生活压力，缓和家庭矛盾，夫妻生活保持和谐。建议患者改善睡眠环境、建立良好的生活习惯等，预防疾病的进一步发展，帮助患者顺利度过这一特殊时期。

为什么会发生更年期碰到青春期的尴尬场面

妇女在围绝经期及绝经后体内激素发生剧烈波动，雌激素急剧下降，常常会发生精神神经症状。研究发现超过 70％的女性表现过易怒、易哭泣、焦虑、抑郁、注意力下降、兴趣减退、睡眠

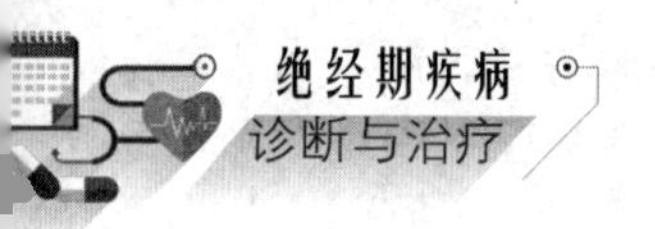

障碍等情绪变化。情绪障碍可分为焦虑症和抑郁症。抑郁症主要表现为抑郁、烦躁、内心不安甚至恐惧，记忆力减退，缺乏自信心，行动迟缓。焦虑症主要表现为烦躁、易怒、失眠、注意力不集中、大声哭恼等。有些患者同时具备两种表现。当碰到青春期的孩子处于逆反阶段不听话时，就会出现更年期碰到青春期的尴尬场面，双方无法沟通。围绝经妇女除了莫名的情绪变化外，还会经常出现一些身体不适，如失眠、多梦、头痛、心慌、胸闷、食欲缺乏、腹胀、腹部隐痛等，但具体哪个部位不适又无法确切描述，经过各项检查未发现明显异常，药物治疗无明显效果等。

绝经妇女为什么容易发生抑郁、焦虑症状

引起抑郁、焦虑情绪因素较多。包括生理、社会及心理。生物因素：围绝经期性腺功能减退，激素发生剧烈变化，雌激素急剧降低是重要的因素。雌激素低下导致5-羟色胺活性发生改变，从而出现自主神经功能失调症状和神经精神症状，孕激素对情绪的负面作用等。而社会心理因素和患者年龄、受教育程度、婚姻状态、家庭收入、运动锻炼及饮食偏好等有关。如围绝经期妇女可能面对的经济问题、健康问题、工作问题、与丈夫的关系及与子女相处的问题。这些社会和心理因素都可能成为发生精神神经症状的重要诱因。

绝经妇女发生了抑郁、焦虑症状如何治疗

绝经妇女发生了抑郁、焦虑症状可以进行心理和药物联合治疗。抑郁、焦虑症状不仅仅是生理因素所致，压力、性生活事件往往是围绝经期抑郁、焦虑情绪的重要诱因。社会和家庭的支持可以使患者从心理上的压力得到很大的缓解，帮助患者与医生进行充分的沟通，了解造成患者负面情绪的原因，可以有效帮助患者减轻精神压力。研究发现围绝经期激素治疗对情绪障碍有很好的治疗效果。同时可以根据患者抑郁或焦虑的程度及个体情况使用相关的药物治疗。

绝经后会出现哪些远期表现

1. **泌尿生殖道症状**　绝经后雌激素水平下降，泌尿生殖道萎缩，容易发生阴道干涩、性交困难，反复发作外阴瘙痒或疼痛不适等，阴道炎症状，尿频、尿急、尿痛等尿路感染症状。

2. **心血管疾病和代谢异常**　部分绝经后妇女血压升高或血压波动、心悸、心律失常等。体型发生改变，糖脂代谢异常，心血管疾病如动脉硬化、冠心病随年龄增加而增加。

3. **骨质疏松**　绝经后妇女雌激素缺乏，骨质吸收增加，导致快速骨丢失而发生骨质疏松，往往在绝经早期就开始发生。可

导致腰背、四肢、关节疼痛。绝经后 5—10 年可发生椎体压缩性骨质致驼背、股骨颈骨折等。

4. **阿尔茨海默病** 绝经后女性发病较老年男性患者发病风险更高,可能与雌激素降低有关。

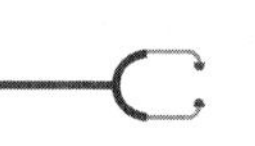

绝经后为何反复出现白带量多、有异味,外阴瘙痒不适

绝经后女性经常会出现白带量多、淡黄色、呈水样、有异味,有时呈脓性白带。外阴瘙痒呈灼热感,因瘙痒难忍,经常搔抓,表面皮肤破溃感染,疼痛加剧。会阴部黏膜肿胀出现性交痛。病情反复发作,有时还会伴有下腹胀痛和尿频、尿急、尿痛症状。绝经后为什么容易发生这种现象呢?上述情况是老年性阴道炎的表现。妇科检查时会发现阴道萎缩,阴道壁黏膜充血,接触后见少许出血点。部分妇女阴道壁可能发生粘连甚至导致阴道闭锁,形成阴道积脓或宫腔积脓。白带检查可以发现清洁度Ⅲ—Ⅳ度。这与绝经后激素发生变化,阴道结构及菌群发生改变有关。绝经后雌激素下降明显,阴道上皮内糖原含量减少,阴道内正常寄居的乳酸菌对糖原的利用减少。阴道内酸碱度发生改变,由弱酸性变成中性或弱碱性。不利于抵抗外来细菌的入侵。同时,因雌激素下降,阴道壁黏膜萎缩变薄,抵抗力下降。因此,容易发生阴道炎。每次使用药物杀菌治疗后,当时症状缓解,但没有解决根本问题。阴道内菌群变化和阴道壁萎缩根本原因是

雌激素下降导致的，在持续的低雌激素情况下，老年性阴道炎会反复发作。

反复发作的老年性阴道炎如何治疗

老年性阴道炎的发生根源是雌激素降低，导致阴道上皮内糖原含量减少，阴道内的酸性环境发生改变，阴道壁变薄，导致阴道抵抗力下降所致。因此，老年性阴道炎除了要局部使用抗菌药物杀菌和对症治疗外，还应该使用雌激素治疗。若患者同时合并有全身症状，在排除禁忌证的前提下可以使用口服雌激素或雌激素皮贴。若没有明显的其他绝经综合征症状，单纯反复发作的阴道炎局部症状，考虑到雌激素全身使用的血栓风险，绝经后又是血栓的高发年龄，可以使用普罗雌烯乳膏或氯喹那多普罗雌烯阴道片局部治疗。普罗雌烯乳膏局部涂抹，开始每日 1 次，每次 0.5 g，连续使用 2 周，以后改为每周使用 2—3 次。

绝经后为什么频繁发生尿频、尿急、尿痛

绝经后妇女经常容易发生尿频、尿急、尿痛、尿不适感、夜尿增多、排尿困难。有些患者伴有腰酸、腰痛、下腹痛、血尿等。研究发现，10%—15%的 60 岁以上绝经后妇女有反复发作泌尿系

感染。发病率随着年龄的增长而增加。老年患者反复发生泌尿系感染与绝经后雌激素缺乏密切相关。雌激素对维持膀胱和尿道黏膜的完整性有重要意义。绝经后泌尿生殖道萎缩,膀胱和尿道黏膜萎缩、变薄、组织纤维化、血管减少,局部抵抗力下降,细菌容易侵入导致感染。女性尿道短而直,尿道口宽,且与阴道相近,易受感染。生殖道萎缩,阴道局部菌群发生改变,容易反复发生阴道炎。反复发生的阴道炎容易导致尿道炎的反复发作。此外,老年人因各种基础疾病以及综合因素导致抵抗力下降,免疫防疫功能降低,生殖泌尿器官功能降低,更有利于细菌入侵。反复发作的尿道炎症刺激可导致膀胱颈部和尿道周围慢性增生,导致排尿困难。早期常表现为尿流缓慢、尿流变细、射程短,逐渐变为排尿困难,最后发展为肾积水,临床表现为腰酸、腰痛、下腹胀痛不适。

绝经后反复出现泌尿系感染怎么办

绝经后反复发作的泌尿系感染与雌激素下降后发生的生殖泌尿道变化关系密切。局部使用雌激素乳膏可以改善局部生殖泌尿道环境,减少阴道炎的发生,增强泌尿生殖道局部的抵抗力,从而减少尿路感染的发作次数。口服雌激素可以改善膀胱的功能。反复泌尿系感染需注意细菌产生耐药性,使用合适的抗生素抗感染治疗。老年患者的基础疾病可能导致机体抵抗力减弱,需注意基础疾病的治疗。女性尿道短而直,尿道口宽且临近阴道和肛门,容易感染。老年妇女是阴道炎反复发作的高发人群,当泌尿系疾病反复发作时,要积极寻找原因,检查是否患有老年性阴道炎。若存在老年性阴道炎,需要积极治疗。老年性阴道炎反复发作是泌尿系感染的重要诱因。同时,尿道口、阴道口与肛门临近,老年人抵抗力较弱,自身保护机制减弱,很容易受肛周细菌的入侵。因此,应该注意保持肛周清洁,减少细菌入侵。同时还需要保持积极的户外活动和锻炼,增强机体抵抗力等。

绝经 1 年,同房后就会出现外阴不适,为什么绝经前不会这样

绝经后女性经常出现同房时阴道干燥,疼痛不适,同房后出现外阴瘙痒不适。绝经后妇女雌激素降低,子宫阴道萎缩、阴道壁变薄、皱襞消失、弹性变差,阴道分泌物减少,腺体分泌减少,腺体分泌润滑的作用减弱。同房时会出现阴道干燥,增加摩擦,阴道弹性变差,所以同房时会出现阴道疼痛不适。有时还会出现阴道壁裂伤。绝经后阴道菌群发生改变,乳酸杆菌减少,阴道环境发生改变,易于细菌入侵与生长。同房时将外界细菌带入阴道内,同房时阴道壁发生摩擦甚至裂伤更有利于细菌的生长。因此,有些绝经后妇女同房会感觉疼痛不适,同房后容易发生阴道炎。

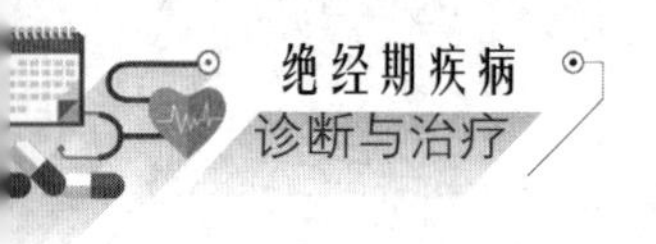

绝经后同房会出现疼痛不适，有什么办法可以解决吗

绝经后同房疼痛不适是因为雌激素缺乏，子宫阴道萎缩、阴道壁变薄、皱襞消失、弹性变差，阴道分泌物减少，腺体分泌减少，润滑作用不够，发生摩擦容易发生疼痛不适及破裂，因此可以局部使用润滑剂增强润滑作用。阴道局部使用雌激素乳膏增加阴道壁厚度，增强阴道壁弹性，减少同房时疼痛不适感，预防阴道壁裂伤的发生。同时配合使用低剂量雄激素药物增强性欲。激素和润滑剂解决了生理性问题，同时还应该在心理方面进行治疗。夫妻多进行互动、增进感情，做好同房前的准备工作，促进阴道及前庭腺体分泌黏液等，均可以减少同房不适和疼痛感。

绝经后同房不利于身体健康，所以最好不要同房对吗

很多传统思想认为，性生活是年轻人的事情。随着年龄增大，性欲明显下降、阴道干燥、同房有疼痛不适感。有些妇女同房后反复发作阴道炎，故认为绝经后同房不利于身体健康，对同房有一种抵触感，认为与丈夫不该有性生活。其实，绝经后同房

不会影响身体健康。恰恰相反，绝经后妇女保持规律健康的性生活对身体健康、精神愉悦、家庭和睦都有重要意义。美国退休协会报道，66%的45—55岁女性认为，满意的性生活对提高她们的生活质量非常有意义。性交不适和疼痛是因为阴道壁萎缩和干涩所致，可以通过润滑剂及药物的使用来解决生理上的问题。水溶性润滑剂在药店里就可以方便买到。最重要的是绝经期妇女在心理上要有正确认识并保持积极态度。认真去面对，使自己有一个"性福"的晚年生活。

绝经妇女经常出现腰腿关节疼痛是"风湿"吗

很多中老年妇女出现腰腿关节疼痛到骨科门诊就诊，告诉骨科医生自己是风湿病发作，有时候天气变化或劳累后就发作。约有50%的绝经女性会发生关节问题。肌肉和关节疼痛是绝经后主要症状之一。肌肉症状多表现于肩、颈、腰背部肌肉和肌腱疼痛。绝经后卵巢激素下降和缺乏导致全身肌肉及脂肪成分发生变化，骨骼肌肉量下降明显与肌肉疼痛密切相关。关节症状主要有肩、膝、腰骶关节和手关节等部位疼痛，常见的原因是骨关节炎。骨关节炎是不同于风湿或细菌导致的非特异性关节炎症。围绝经期关节炎主要是因为关节软骨退行性变，使关节的功能受到影响，出现关节疼痛、僵硬、肿胀、活动时弹响及活动受限等，有时与炎性结缔组织疾病鉴别困难。

绝经后为什么夜间会发生腿部抽筋、腰酸、背痛

绝经后容易发生腿抽筋、腰酸、背痛是骨质疏松的主要症状。骨质疏松症初期往往无明显症状，随着病情进展，患者可能出现疼痛、骨骼变形，严重者发生脆性骨折。肌肉骨骼关节的疼痛以及骨折是绝经后骨质疏松症患者的主要临床特点，这也是绝经后骨质疏松症患者到达门诊就诊的原因。疼痛的部位可发生腰背酸痛或周身酸痛，负重时疼痛加剧或活动受限，严重时需卧床休息。骨质疏松严重者可出现脊柱椎体压缩性骨折导致胸廓畸形；轻度外伤或日常活动后发生脆性骨折。骨质疏松症是由骨量下降、骨微结构破坏导致的骨强度下降、骨折风险升高的全身性骨病。女性围绝经期和绝经后 10 年内，由于卵巢功能衰退可引起血清雌二醇水平显著降低，减弱对成骨细胞刺激作用使骨吸收与骨形成失衡。骨代谢处于高转换状态，骨重建活跃和失衡带来的过度骨吸收，骨量丢失较绝经前明显加速，最终出现绝经后骨质疏松。骨质疏松症主要基于双能 X 线吸收法骨密度检测(DXA)结果和(或)脆性骨折进行诊断。

怎么做可以预防和治疗骨质疏松呢

多吃富含钙、低盐和适量蛋白质的食物，均衡膳食。推荐每

日蛋白质摄入量为 50 g,每周食用 2 次鱼类,少糖、少油,限制盐的摄入。部分常量元素(如钙磷和镁等)、微量元素及维生素(维生素 D、维生素 A、维生素 K 和维生素 C 等)的摄入都很重要。每日每餐都要有水果、蔬菜和全麦纤维,减少食用速食品(如方便面)。素食者注意多选用绿色蔬菜、豆制品等富含钙的食物,也可以避免骨质疏松。提倡规律的负重运动和肌肉强化运动,最佳的锻炼方式是每周至少 150 分钟中等强度的锻炼,每周 2 次额外的抗阻力训练可能会有更多的获益。适当控制体重,戒烟、限酒。慎用影响骨代谢药物,防止跌倒,补充钙剂和维生素 D。50 岁以上和绝经后女性钙的推荐摄入量为 1 000 mg/d。建议尽可能通过饮食摄入充足的钙,如果饮食中钙摄入不足时,可给予钙剂补充。维生素 D 有利于钙在胃肠道的吸收,预防骨质疏松性骨折。≥65 岁老年人因缺乏日照以及摄入和吸收障碍常有维生素 D 缺乏,推荐摄入量为 600 IU/d。对于已经诊断骨质疏松症者或已发生过脆性骨折或骨量低下同时伴有上述骨质疏松症危险因素者,需同时采用其他抗骨质疏松药物治疗。药物治疗主要包括:抑制骨吸收药物、促进骨形成药物、其他多种机制的药物等。

围绝经期心血管系统相关的临床症状有哪些

围绝经期心血管系统相关有血管舒缩症状:潮热、出汗是围绝经期女性最常见症状,绝经前就开始出现,持续 1—5 年,发生

频率昼夜不同，白天主要是潮热，夜间主要是盗汗。假性心绞痛：部分女性可出现胸闷、心悸、呼吸困难及左胸刺痛等假性心绞痛样症状，临床上需与冠心病相鉴别。高血压：绝经前妇女的高血压发病率明显低于同龄男性，但绝经后其发病率明显增高。女性收缩压和舒张压伴随绝经发生而增加，尤其是收缩压伴随年龄的增长而显著增高。

围绝经期出现胸闷、胸痛就是冠心病的心绞痛吗

围绝经期往往会出现假性心绞痛，并不一定是冠心病心绞痛。围绝经期假性心绞痛的特点是：发生在围绝经期，既往无心脏病史；患者常有胸前区闷压感，症状多、体征少；多在劳动后发生，而不是在劳动时；常常同时伴有围绝经期其他症状，如潮热、多汗、失眠、头晕、耳鸣、头痛、激动易怒、焦虑、多疑、情绪低落、自信心降低、抑郁、情绪失控、记忆力减退及注意力不集中等；心电图无异常或轻度异常；疼痛部位固定，疼痛感觉可以通过其他事情转移；含硝酸甘油不缓解，使用性激素治疗 1 周后有效；这种症状在绝经前就开始出现，在绝经后 1—2 年达高峰期，随着时间的延长，症状逐渐消失。冠心病的临床表现有恶心、牙痛和心绞痛等特点，典型的发作常在体力劳动、情绪激动、受寒、饱食、吸烟时发生，突然发生胸骨后压榨性或窒息性疼痛，向左侧肩部及左侧上肢内侧达无名指或小指放射，疼痛常持续 3—5 分钟，硝酸甘油含服后 1—2 分钟症状消失。劳累性心绞痛在休息、睡眠、精

神紧张时更易发作胸痛，而且胸痛表现不明显，往往表现为呼吸困难、疲劳、乏力、烧灼感或上腹痛的类似于消化系统症状，心电图可以辅助诊断，必要时冠状动脉造影确诊。

如何预防绝经期心血管疾病发生

绝经后妇女雌激素下降明显，糖脂代谢异常，动脉硬化、冠心病的发病风险较绝经前明显增加。日常生活中应该注意哪些事项来预防绝经期心血管疾病的发生呢？首先要保持健康生活方式，重视心理健康，戒烟，生活规律，注重体力活动：每周进行150分钟的中等强度或者75分钟高强度的有氧运动，尽量减少久坐、久卧等生活方式。对于肥胖的女性，每次可适当增加运动时间。合理膳食以谷类为主，多进食蔬菜、水果、豆类、坚果、全麦和鱼类。控制摄入胆固醇、饱和脂肪酸，用单不饱和或者多不饱和脂肪替代饱和脂肪，选择可溶性纤维等可降低低密度脂蛋白胆固醇的食物。低盐饮食，少用加工过的肉食。尽量避免摄入有甜味剂的饮料、尽量避免摄入反式脂肪酸等。

绝经综合征需要与哪些疾病进行鉴别

大部分绝经过渡期女性会发生不规则阴道出血，很多人认为这是围绝经期的常见症状，过了这个时期就好了。其实，有部分子宫内膜病变、宫颈病变或生殖道肿瘤也会造成不规则阴道出血,因此要注意进行鉴别,必要时行宫颈筛查、B超检查、诊刮或宫腔镜检查进行鉴别。月经失调要注意排除其他内分泌系统疾病进行鉴别,如甲状腺疾病、高泌乳素血症、泌乳素瘤等。围绝经期高血压需与高血压病、嗜铬细胞瘤鉴别,围绝经期假性心绞痛需与冠心病性心绞痛鉴别。精神症状需与抑郁症、焦虑等精神神经系统症状鉴别。

保健品的使用可以使卵巢功能转好吗,绝经综合征有哪些预防措施

很多女性咨询有什么办法可以延迟绝经,对于自然绝经目前并未发现很好的办法来延缓。卵巢功能受卵巢内卵泡数量和卵泡质量来决定,随着年龄的增长,卵巢内卵泡数目急剧下降,随着性腺轴功能衰竭,卵巢内仅存的少量卵泡无法发育成熟至排卵,不能产生雌激素。体内雌激素急剧下降,导致发生绝经综合征。目前没有办法能逆转卵巢功能。因此,保健品的使用并不能使卵巢功能转好。保健品的品种繁杂,具体成分不明,对绝经综合征的治疗效果不确切。有些患者反映吃了保健品后症状明显好转,不排除有些保健品内含有性激素成分,对绝经综合征的症状会有所改善,但保健品内的性激素成分(是天然的还是合成的,是哪种性激素)以及含量不明确,无法保证其用药的安全性。对于有绝经综合征的妇女应该在医生的指

导下，完善相关检查，排除禁忌证后方可使用激素治疗。而且治疗药物选择（尽量选用天然或接近天然性激素）、药物的组合、剂量的调整、用药时间以及用药期间的随访都是有严格要求的。绝经期是肿瘤和血栓的高发年龄，不恰当的使用激素会存在很大的风险。有些绝经综合征妇女使用保健品后出现阴道出血还以为是保健品使卵巢功能恢复了，再次来月经了，出现了这种情况要高度警惕肿瘤的发生。因此，建议有绝经综合征的妇女到医院正规就诊。如果不想使用激素，还可以通过其他方法减缓症状，如可以通过生活方式的改善或中医药治疗来减缓绝经综合征。

绝经综合征有哪些治疗方法

绝经妇女表现出的症状不一样，预期的目标不相同。有些妇女症状较轻，不需要通过药物治疗，仅仅通过生活方式的改变就可以缓解症状，有些则需要药物治疗才可以缓解症状。治疗原则是缓解近期症状，预防远期疾病的发生。主要包括：一般处理和对症治疗，激素补充治疗和非激素药物使用。

绝经综合征的对症治疗包括哪些内容

围绝经期是自然生理过程，绝经妇女应清楚了解这一变化，并以积极乐观的态度去适应。如有睡眠障碍影响生活质量,可以选用适量镇静药物睡前口服帮助睡眠。常用药物有艾司唑仑1—2 mg、咪唑唑仑10—50 mg、思诺思10 mg、阿普唑仑0.4—0.8 mg。谷维素20 mg,每日3次口服,有助于调整自主神经功能。建立健康的生活方式,坚持锻炼身体、健康饮食,摄入足够的蛋白质及含钙物质,增加日晒时间,预防骨质疏松。潮热可以选择5-羟色胺再摄取抑制剂:帕罗西汀50 mg/d口服。骨质疏松可以补充钙剂和维生素D。

绝经综合征激素治疗原则有哪些

绝经激素治疗(MHT)是针对绝经相关健康问题的一种医疗措施,通过绝经激素治疗可有效缓解绝经相关症状,从而改善生活质量,以最小剂量达到治疗效果为佳。绝经综合征激素治疗的原则主要有以下几点:①对于有绝经相关症状,有适应证无禁忌证。②妇女本人有治疗意愿后,有绝经相关症状时尽早开始使用,在年龄小于60岁,绝经后10年内开始启动使用。③在使用之前首先完善相关检查,进行充分评估,并充分告知患者激素治疗的利弊,使其知情选择。④根据患者意愿、需求及检查结果来决定使用激素种类、配伍、剂量、用药途径及使用时间,制订合适治疗方案,进行个体化治疗。⑤激素治疗过程中注意监测治疗效果、不良反应、评估个体风险和受益比是否发生改变,继续评估或更改治疗方案。⑥如果有子宫疾病患者在使用雌激素时同时需要补充足量、足疗程孕激素保护子宫内膜，子宫切除妇女可单用雌激素，围绝经期无排卵型异常阴道出血患者单用孕激素。⑦泌尿生殖道症状可以选阴道局部雌激素治疗。⑧MHT可以增加胰岛素的敏感性。⑨乳腺癌术后不推荐使用，不宜用于心血管疾病的一级预防、一级冠心病的二级预防。

绝经激素治疗有哪些适应证

绝经激素治疗可以很好改善绝经相关症状，但考虑到绝经特殊年龄阶段，只有具备明确适应证的患者，绝经综合征符合下列情况者才可以使用。绝经相关症状如血管收缩症状（潮热、发红、出汗），泌尿生殖道症状（阴道干涩、性交困难，反复发作外阴瘙痒或疼痛不适等阴道炎症状，尿频、尿急、尿痛等尿路感染症状），神经精神症状（激动易怒、焦虑、多疑、情绪低落、自信心降低、抑郁、情绪失控、睡眠障碍、记忆力减退及注意力不集中等），有骨质疏松症的危险因素（含低骨量）及绝经后骨质疏松症。绝经激素治疗可作为预防60岁以下及绝经10年以内女性骨质疏松性骨折的一线选择。

绝经激素治疗有哪些禁忌证

绝经期是肿瘤和血栓的高发年龄阶段，使用性激素的最大风险是血栓,激素还可以促进某些肿瘤细胞的生长。因此,绝经综合征患者在使用性激素治疗时要注意风险。有下列情况的绝经妇女不可以使用性激素治疗:已知或可疑妊娠、原因不明的阴道出血;已知或可疑患者乳腺癌、与性激素相关的恶性肿瘤;脑膜瘤(禁用孕激素)等;最近 6 个月内患有活动性静脉或动脉血栓栓塞性疾病、严重肝肾功能障碍、血卟啉症、耳硬化症、系统性红斑狼疮等疾病的患者。

绝经综合征妇女什么情况下慎用绝经激素治疗

慎用并非禁用,但在应用前及应用过程中应咨询相关专业医生,共同制订治疗方案,确定使用时机及方式,采用比常规更为严密的措施监测病情进展。慎用情况包括:①子宫肌瘤:子宫切除术后或子宫剔除术后可使用,肌瘤小于 3 cm 安全性较高,大于 5 cm 风险较高,替勃龙较雌孕激素连续联合安全。②子宫内膜异位症:绝经后建议使用连续联合或替勃龙治疗,使用性激素最低有效剂量,对子宫及双附件切除术患者建议使用该治疗 2 年后再使用单雌激素治疗。③子宫内膜增生症:不伴不典型增生者待完全逆转后可以使用,注意定期随访。④血栓形成倾向:胆囊结石建议充分评估,系统性红斑狼疮静止期(活动期禁用),经皮较口服安全。⑤乳腺良性疾病和乳腺癌倾向。⑥癫痫、偏头痛、哮喘。⑦尚未控制的糖尿病及严重的高血压。

激素治疗有哪些常用口服药物及治疗方案

绝经激素治疗以口服药物为主，建议选择天然雌孕激素或接近天然的雌孕激素。常用药物如下。

1. **单用雌激素** 适用于已切除子宫女性。口服天然雌激素有：戊酸雌二醇、17-β 雌二醇、结合雌激素。

2. **单用孕激素** 适用于围绝经期卵巢功能衰退过程中的异常子宫出血。天然孕激素：微粒化黄体酮。非天然孕激素：地屈孕酮、17-a 羟孕酮衍生物(醋酸甲羟孕酮)。

3. **雌、孕激素序贯又分为周期序贯和连续序贯两种。**

(1) 雌、孕激素周期序贯和连续序贯是在使用雌激素的基础上后半周期加用孕激素 10—14 天。使用于希望有月经样出血妇女。前者每周期停用雌、孕激素 3—7 天再开始使用下一周期，后者连续使用雌激素。常见复合制剂雌二醇/雌二醇地屈孕酮片，共 28 片，前 14 片含雌二醇，后 14 片含雌二醇和 10 mg 地屈孕酮。根据雌二醇含量分为 1/10(含雌二醇 1 mg)和 2/10(含雌二醇 2 mg)2 种。

(2) 雌、孕激素连续联合。每天都使用雌孕激素，适用于有完整子宫，绝经后不希望有月经样出血的妇女。可每天采用雌激素(口服或经皮)加孕激素，连续给药；也可采用复方制剂如雌二醇/屈螺酮片，1 片/天，连续给药。

4. **组织选择性雌激素活性调节剂** 替勃龙 7-甲基-异炔诺

酮,2.5 mg/片。口服后在体内代谢产生较弱的雌激素、孕激素和雄激素活性,对治疗绝经综合征有较好效果。

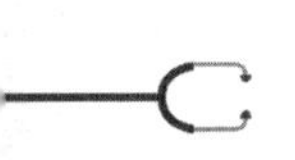

绝经综合征激素治疗非口服途径有哪些药物及使用方法

口服激素主要优点是血药浓度稳定,但对肝脏有一定损害,还有血栓风险。胃肠道外途径能缓解绝经综合征症状还能避免肝首过效应,血栓风险减少、对血脂影响小。

1. **经阴道雌激素** 适用于泌尿生殖道萎缩症状,常用药物结合雌激素软膏,可轻度升高血雌二醇,对子宫内膜刺激轻。普罗雌烯阴道胶丸、普罗雌烯乳膏、氯喹那多—普罗雌烯阴道片,属于严格局部作用的雌激素,不吸收入血,对子宫内膜无刺激。雌三醇乳膏对子宫内膜刺激小,对血浆雌二醇无影响。

2. **经皮雌激素** 避免了肝脏首过效应,相对于口服,经皮雌激素的静脉血栓、心血管事件、胆囊疾病的风险明显降低。包括雌二醇凝胶(每天 2.5 g 含雌激素 1.5 mg,每日经皮涂抹)和半水合雌二醇皮贴(每贴每日释放 17-β 雌二醇 50 μg,每周更换一次)。

3. **左炔诺孕酮宫内缓释系统(LNG-IUS)** 可预防和治疗子宫内膜增生,保护子宫内膜,可减少月经量。

绝经激素治疗的不良反应及其风险有哪些

绝经激素治疗不良反应有：绝经激素补充治疗时易发生突破出血，需警惕子宫内膜病变，必要时行宫腔镜检查排除子宫内膜病变。可能发生乳房胀痛、头痛、水肿、色素沉着、抑郁、易怒等。长期使用可能增加卵巢癌风险。天然或接近天然雌孕激素可使增加发生乳腺癌的风险减少，但乳腺癌患者仍应该禁用。绝经激素治疗对心血管疾病发生有益，但不能作为心血管的二级预防。血栓性疾病患者使用经皮给药。

绝经综合征是卵巢功能下降乃至衰竭而出现的一组低雌激素综合征，治疗最有效的是激素替代治疗。激素替代治疗应使用最低有效剂量。绝经激素治疗的规范应用，使其利大于弊，辅以钙剂、维生素 D 以及降钙素、植物雌激素、中药等，配合锻炼、饮食、生活方式的改变等治疗。积极改善相关症状，减轻由于雌激素降低带来的长期不良影响，提高围绝经期和绝经期女性生活质量。

绝经期与骨质疏松

什么是绝经后骨质疏松

骨质疏松症是一种以骨量减低、骨组织微结构损坏，导致骨脆性增加、易发生骨折为特征的全身性骨病。骨质疏松表现为骨吸收增强或骨形成减低，包括原发性骨质疏松和继发性骨质疏松两大类。其中，原发性骨质疏松又分为绝经后骨质疏松，特指绝经后到70岁以前女性发生的原发性骨质疏松症(Ⅰ型)、老年骨质疏松(Ⅱ型)和特发性骨质疏松(包括青少年型)。

绝经后骨质疏松的发病情况及防治意义何在

随着人口老龄化，骨质疏松症的患病率明显升高。2010年，我国骨质疏松性骨折患者达233万例。据预测，至2050年，我国骨质疏松性骨折患者数将达599万例，这说明骨质疏松已成为我国面临的重要公共卫生问题。尤其需要关注中老年女性骨质疏松的发病情况，我国40—49岁和50岁以上女性的低骨量率分别达到31.4%和45.9%，骨折是骨质疏松症的严重后果，骨质疏松症和相关的骨折是增加绝经后妇女死亡率和患病率的重要因素，并给家庭和社会带来极大的经济负担。因此有效地预防和管理绝经后骨质疏松具有非常重要的临床和社会意义。

绝经后为什么容易发生骨质疏松症

骨质疏松症是由骨量下降、骨微结构破坏导致的骨强度下降、骨折风险升高的全身性骨病。女性围绝经期和绝经后10年内，由于卵巢功能衰退可引起血清雌二醇水平显著降低，减弱对成骨细胞刺激作用使骨吸收与骨形成失衡。雌激素对骨骼的作用机制可能是：①雌激素可刺激成骨细胞释放生长因子、细胞因子等，并分泌胶原酶，促进骨重建过程；与破骨细胞内的受体结合，抑制骨吸收活性，促进破骨细胞凋亡。②雌激素可以降低甲状旁腺素对骨的吸收，预防骨丢失。③雌激素还可以促进降钙素分泌。降钙素可抑制破骨细胞活性，减少骨吸收。绝经期女性雌激素水平更是呈断崖式下降，骨代谢处于高转换状态，骨重建活跃和失衡带来的过度骨吸收，致使小梁骨变细或断裂，皮质骨孔隙度增加，骨强度下降，骨量丢失较绝经前明显加速，最终出现绝经后骨质疏松（Ⅰ型）。骨质疏松引起的骨损伤是慢性变化过程，随着骨损伤加重骨的重建与修复失去代偿和平衡可导致骨强度下降骨脆性增加易发生骨折。肌骨关节的疼痛以及骨折风险的增加是绝经后骨质疏松患者的主要临床特点，这也是

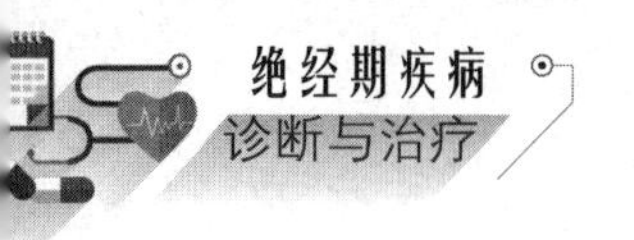

大量绝经后骨质疏松患者到骨科门诊就诊的原因。

绝经后骨质疏松症的影响因素有哪些

绝经后骨质疏松症影响因素有遗传因素和非遗传因素。

1. 遗传因素主要影响骨骼大小、骨量、结构、微结构和内部特性。多种基因的遗传变异被证实与骨量调节相关。

2. 非遗传因素主要包括环境、生活方式、疾病、药物、跌倒等，对钙磷吸收、骨骼矿化能力及骨转换的速度等方面产生不良影响。

3. 多种基因—环境因素等微小作用长期积累的共同结果。有母系骨质疏松症家族史的女性，易早发绝经后骨质疏松症。环境因素包括：年龄、体重、绝经年龄、绝经时长、怀孕次数、生产次数、每天体育锻炼时长、每天日照时长、职业性质等；过度饮用酒类、咖啡及碳酸饮料及吸烟等不良习惯；饮食中营养失衡、蛋白质摄入过多或不足、高钠饮食等；钙剂维生素D补充不足等。

4. 应用影响骨代谢的药物：类固醇激素、抗精神病药物、抗肿瘤药物、芳香化酶抑制剂、甲状腺激素等。

5. 有影响骨代谢的疾病如甲状腺功能亢进、甲状旁腺功能亢进、库欣病、类风湿关节炎、消化道疾病、慢性肾病、恶性肿瘤等，可以加重雌激素下降带来的骨量丢失和骨质疏松症的发生。

骨质疏松症有哪些临床表现

围绝经和绝经后妇女骨质疏松症初期往往无明显症状，随着病情进展，患者可能出现疼痛、骨骼变形，严重者发生脆性骨折。肌肉骨骼关节的疼痛以及骨折是绝经后骨质疏松症患者的主要临床特点，这也是绝经后骨质疏松症患者到门诊就诊的原因。①疼痛的部位可发生腰背酸痛或周身酸痛，负重时疼痛加剧或活动受限，严重时需卧床休息。②骨质疏松严重者可出现脊柱椎体压缩性骨折导致胸廓畸形，身高缩短和驼背，腹部受压影响心肺功能等。③轻度外伤或日常活动后发生脆性骨折，常见部位为髋部、胸骨、腰椎、肱骨、桡骨、尺骨骨折等。

绝经后有哪些检测方法可以了解骨质是否疏松

许多更年期女性早期无明显自觉症状，往往在骨折后经 X 线或骨密度检查时才发现有骨质疏松的改变。骨密度测定能够比较客观地反映骨量，是评价骨质丢失、进行骨质疏松症早期诊断及检测治疗的主要技术手段。

1. 标准 X 线检查　可表现骨质变化，但不能用于早期评估骨质的高危性。

2. 双能 X 线吸收线测定(Dual-energy X-ray Absorptiometry,

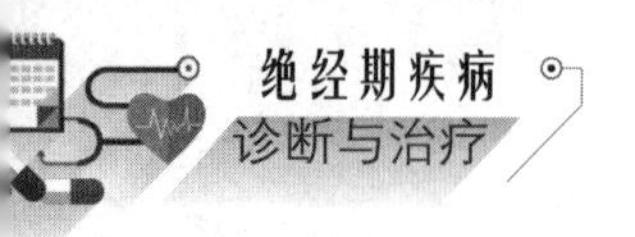

DXA） 可精准确定骨密度和骨质疏松性骨折的部位；可测及全身各部位分骨量。

3. **定量CT骨密度测量(QCT)** 可精准测量椎骨量；有局限性不能测及股骨的骨量。

4. **超声检查** 具有重复性好、无放射性和价格低廉的优点；能反映骨密度情况和骨的质量和结构。

5. **生化检查** 骨形成指标(碱性磷酸酶、骨钙素等)和骨吸收指标(空腹尿羟脯氨酸、钙与肌酐比值、抗酒石酸酸性磷酸酶等)。

6. **其他检查** 血钙、血磷、肾功能、血糖、甲状腺及甲状旁腺功能测定，排除骨质代谢的慢性疾病。

绝经后骨质疏松症如何诊断

推荐所有≥50岁的绝经后女性均应进行骨质疏松症的风险评估及骨折危险因素的评估。检测时使用双能X线吸收测定法测量腰椎和髋部BMD，同时需进行详细的病史采集和体格检查。

1. 骨质疏松症的诊断主要基于双能X线吸收法骨密度检测(DXA)结果和(或)脆性骨折，需满足以下3个条件之一：

(1) 髋部或椎体脆性骨折。

(2) DXA测量的中轴骨骨密度或桡骨远端1/3骨密度的T-值≤－2.5。

(3) 骨密度测量符合低骨量(−2.5＜T-值＜−1.0)+肱骨近端、骨盆或前臂远端脆性骨折。

2. 同时排除继发性骨质疏松症。

(1) 需要除外的继发性骨质疏松症包括有影响骨代谢的疾病如甲状腺功能亢进、甲状旁腺功能亢进、库欣病、类风湿关节炎、消化道疾病、慢性肾病、恶性肿瘤等,以及有影响骨代谢的药物:类固醇激素、抗精神病药物、抗肿瘤药物、芳香化酶抑制剂、甲状腺激素等。

(2) 排除继发性骨质疏松症的方法:详细询问病史;辅助检查如血钙、血磷、碱性磷酸酶、血沉、性腺激素、25-羟维生素 D、甲状旁腺激素、甲状腺功能等;基本检查如骨骼 X 线影像。

骨折风险如何评估

围绝经期及绝经后女性,对没有骨质疏松性骨折的骨质疏松症患者,要进行骨折风险评估。世界卫生组织推荐的骨折风险预测工具(Fracture Risk Assessment Tool, FRAX)可以用来预测骨质疏松性骨折风险。FRAX 是根据患者临床危险因素及股骨颈骨密度建立模型,用于评估患者 10 年髋部骨折及主要骨质疏松性骨折(椎体、前臂、髋部或肩部)的概率。FRAX 比使用骨密度能更有效地识别骨质疏松性骨折高风险人群。但是,干预阈值的设定需要针对具体国家。目前采用美国的标准,FRAX 预测的髋部骨折概率≥3%或任何主要骨质疏松性骨折概率≥

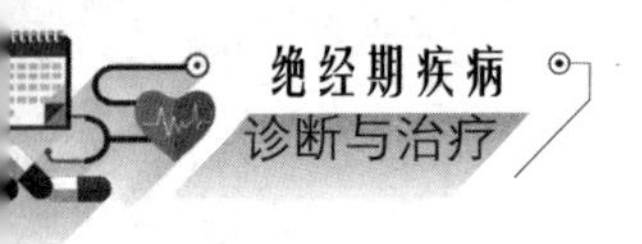

20%时为高风险;任何主要骨质疏松性骨折概率为≥10%,且<20%为中风险;任何主要骨质疏松性骨折概率<10%为低风险。FRAX还存在一些未包括的因素,如跌倒、糖皮质激素使用剂量及疗程以及其他与骨质疏松相关药物服用史。FRAX只采用髋部骨密度数值,对其他部位骨折风险评估存在一定误差,骨质疏松相关的疾病尚有待完善。

骨质疏松症的预防和治疗原则

骨质疏松症初级预防:指尚无骨质疏松但具有骨质疏松症危险因素者,应防止或延缓其发展为骨质疏松症并避免发生第一次骨折。围绝经期和绝经后妇女骨质疏松症防治的选择应该基于有效性、风险和成本的平衡,在围绝经期开始就要采取措施维持骨健康。基础措施用于骨质疏松症的预防,以及在药物治疗中同时使用。如:①健康的生活方式。②骨健康基本补充剂如钙剂和维生素D的补充。对于已经诊断骨质疏松症者或已发生过脆性骨折或骨量低下(−2.5<T-值<−1.0)同时伴有上述骨质疏松症危险因素者,未来10年髋部骨折概率≥3%或任何骨质疏松性骨折发生概率≥20%者,需要进行骨质疏松症二级预防和治疗,防治目的是避免发生骨折或再次骨折。需同时采用其他抗骨质疏松药物治疗。药物治疗主要包括:抑制骨吸收药物、促进骨形成药物、其他多种机制的药物等。

骨质疏松症预防的健康生活方式有哪些

围绝经期和绝经后女性应该注意均衡营养、规律运动等。

1. **健康饮食** 营养因素与骨质疏松的发生和防治有密切关系。需要富含钙、低盐和适量蛋白质的均衡膳食。

2. **规律运动** 建议进行有助于骨健康的体育锻炼和康复治疗。提倡规律的负重运动和肌肉强化运动，最佳的锻炼方式是每周至少150分钟中等强度的锻炼，每周2次额外的抗阻力训练可能会有更多的获益。肌肉力量练习包括重量训练，其他抗阻运动及行走、慢跑、太极拳、瑜伽、舞蹈和乒乓球等。其中推荐有氧运动的强度时，应考虑到年龄较大者有氧呼吸的舒适度。适当控制体重，体重减轻5%—10%就足以改善与胰岛素抵抗相关的许多异常。BMI 18.5—23.9为正常，体重过高增加心血管病风险，低体重增加骨质疏松症风险。

3. **戒烟、限酒、限饮料** 每天饮酒量不超过20 g酒精，长期酗酒和抽烟过多，可加速骨的丢失。避免过量饮用咖啡。过量饮用碳酸饮料可加重钙的流逝，所以也要避免过量饮用碳酸饮料。

4. **慎用骨代谢药物**

5. **预防跌倒**

市场上保健品众多，服用能预防骨质疏松吗

步入绝经期女性中，有半数或早或晚会发生一次与骨质疏松有关的骨折。有统计数据显示，目前我国 50 岁以上骨质疏松症患者约有逾 7 000 万人。

很多保健品打着防治骨质疏松的旗号，吸引众多中年老人关注。许多保健品肆意添加激素，宣传夸大其功效，甚至可能对身体造成伤害。针对中老年人，调节膳食结构，在医生指导下运用药物治疗，加用一些抗骨吸收药物或促骨形成药物，才是防治骨质疏松的上策。在骨质疏松的治疗药物中，钙剂和维生素 D 是基础用药，它们可以为骨的形成提供原料。对于绝经后女性激素补充很重要。

天天补钙，为啥还会有骨质疏松甚至骨折呢

天天补钙，怎么还会骨质疏松呢？又没有摔伤，还骨折了，这叫人怎么想得通呢？骨质疏松可以说是一种“静悄悄的流行病”，它总是悄然来袭，往往不容易被我们察觉，很容易被忽视；但是患上了骨质疏松，不仅会引起腰酸、背痛、腿抽筋、驼背，一旦摔倒或做重体力活就很容易发生骨折，这严重影响了我们的健康。在我们日常生活中，常会看到电视或是报纸上的广告上

说，骨质疏松是因为缺钙，只要补了钙以后，就“腰也不酸了、背也不痛了、腿也不抽筋了”。很多中老年朋友都纷纷响应号召，行动起来，开始补钙，防治骨质疏松。那么补钙真的能治疗骨质疏松吗？骨质疏松是多种因素导致的，单纯补钙并不能达到预防或治疗的目的。一个人在不同年龄，病因是不一样的，要用不同的方法来预防和治疗。骨质疏松的骨头其实就像一个漏了的瓶子，我们补钙就像是往这个漏了的瓶子里灌水，往往倒进去多少就会漏掉多少，到头来还是竹篮打水一场空。所以说想要预防骨质疏松，补钙是需要的，但是仅仅补钙是不够的。为了不让钙从这头进那头出，我们常常还需要适当地补充点有活性的维生素 D。这个维生素 D 可以堵住瓶子的漏洞，帮助钙的吸收，把钙留在骨头里。有的时候为了留住钙，我们还需要补充雌性激素，尤其对于绝经后的女性骨质疏松症患者来说，补钙的效果如何主要取决于其体内雌激素水平的高低，只有在患者体内雌激素水平达到一定程度时，补钙才能发挥效用，否则不管怎样补钙都将是徒劳的。

故骨质疏松有效的预防包括规范的激素补充治疗，使用抗骨质疏松药物，再结合充足的钙剂、维生素 D 的补充等，这才是治疗骨质疏松的正道。

钙剂在骨质疏松症的作用及用法用量如何

钙是骨形成的原料，为保证骨骼健康需摄入足够的钙，充足的钙摄入对获得理想骨峰值、减缓骨丢失、改善骨矿化和维护骨骼健康有益。50 岁以上和绝经后女性钙的推荐摄入量为1 000 mg/d。建议尽可能通过饮食摄入充足的钙,如果饮食中钙摄入不足时,可给予钙剂补充。充足的钙和维生素 D 是保证抗骨质疏松症药物充分发挥疗效的前提。营养调查显示,我国居民膳食钙摄入量:城市居民膳食钙摄入量(412.4 mg/d)高于农村居民(321.4 mg/d),故还需补充元素钙 500—600 mg/d。钙剂补充方法,首先是饮食补充,其次为加钙食品及钙剂。应选择含钙高的制剂,以减少服药量。为了增加钙吸收率和吸收总量,建议等量的钙以少量多次的方式摄入。钙剂用于骨质疏松症防治时,应与其他药物联合使用。为促进钙的吸收,补充钙时应增加少量维生素 D 类。目前尚无充分证据表明单纯补钙可以替代其他抗骨质疏松药物治疗。

常见的钙剂有哪些,如何选择

不同种类钙剂中的元素钙含量不一样,钙剂选择需考虑其钙元素含量、安全性和有效性。钙剂包括合成钙和天然钙。天然钙剂主要是各种动物的骨粉或从动物贝壳提炼煅烧而成。合成钙主要有碳酸钙、磷酸钙、乳酸钙、绿化钙、枸橼酸钙及葡萄糖酸钙等。目前市面主要钙制剂有碳酸钙 D_3 片、碳酸钙 D_3 片、碳酸钙 D_3 咀嚼片、维生素 D 碳酸钙咀嚼片、葡萄糖酸钙片、乳酸钙片等。其中碳酸钙含钙量高,元素钙浓度达 40%,吸收率高,易溶于胃酸,常见不良反应为上腹不适和便秘等。含碳酸钙的补钙剂因为需要酸才能溶解,故最好与食物同时服用。过度钙摄入可能增加肾结石风险,有肾结石、高钙血症和高钙尿症的患者应避免使用。服用钙剂发生便秘的患者可以服用碳酸钙以外的钙剂。枸橼酸钙含钙量较低,但水溶性较好,胃肠道不良反应小,且枸橼酸有可能减少肾结石的发生,适用于胃酸缺乏和有肾结石风险的患者。因其不需要酸,故任何时候服用均可。有肾功能障碍患者不应选择磷酸钙制剂。过量摄入钙剂还会增加心血管疾病的风险。高钙血症者禁用。

钙剂补充的禁忌证有哪些

钙剂补充的禁忌证有:高钙血症,高钙尿症,高尿钙性肾结石,类肉瘤病,服用药物量的维生素 D 类者。

维生素 D 在骨质疏松症的作用及用法如何

维生素 D 有利于钙在胃肠道的吸收,促进骨骼矿化、保持肌力、改善平衡能力和降低跌倒风险,增加骨密度,预防骨质疏松性骨折。充足的钙和维生素 D 是保证抗骨质疏松症药物充分发挥疗效的前提。维生素 D 不足可导致继发性甲状旁腺功能亢

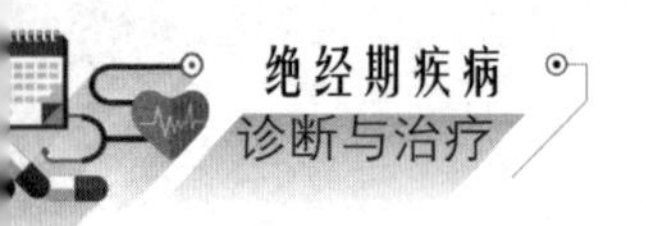

进，增加骨吸收，从而引起或加重骨质疏松症。维生素D不足还会影响其他抗骨质疏松药物的疗效。骨质疏松风险较高患者应评估维生素D和钙的营养状态并进行合理的干预，既可维持长期的骨骼健康，也有助于抗骨质疏松症治疗时达到充分的疗效。推荐成人维生素D摄入量为400 IU/天，≥65岁老年人因缺乏日照，以及摄入和吸收障碍常有维生素D缺乏，推荐摄入量为600 IU/天。维生素D用于骨质疏松症防治时，剂量可为800—1 200 IU/天。体内的维生素D状况是通过测定血清25-羟维生素D水平来评估的。《原发性骨质疏松症诊疗指南(2017)》建议绝经后女性血清25(OH)D水平应≥75 nmol/L。在我国维生素D不足状况普遍存在，部分地区调查报告显示：55岁以上女性血清25-(OH)D平均浓度为18 μg/L，61.0%绝经后女性存在维生素D缺乏。血25-(OH)D的检查有助于明确不同个体的需要量。对于维生素D缺乏的高危人群，建议酌情检测血清25-(OH)D水平，以了解患者维生素D的营养状态，指导维生素D的补充。具有肥胖、吸收不良、器官移植后、高龄等因素的个体可能需要更高的补充剂量。体内维生素D的来源主要为皮肤接触日光照射和从膳食中获得，必要时可补充外源性维生素D。临床应用维生素D制剂时应注意个体差异和安全性，高钙血症者禁用。定期监测血钙和尿钙，酌情调整剂量。补充的维生素D分为普通维生素D和活性维生素D 2种。普通维生素D为骨健康基本补充剂，活性维生素D是一种药物，能有效治疗骨质疏松症。不推荐使用活性维生素D纠正维生素D缺乏。不建议1年单次较大剂量普通维生素D的补充。

绝经激素治疗在骨质疏松症的作用如何

骨质疏松症在女性中更为常见,雌激素缺乏引起的绝经后骨质疏松症是原发性骨质疏松症最常见的类型,一般发生在绝经后 5—10 年内。临床研究已显示绝经激素治疗能减少骨丢失,降低骨质疏松性椎体、非椎体及髋部骨折的风险,是防治绝经后骨质疏松症的有效措施。国际绝经学会对中年女性的健康管理及绝经激素治疗的建议(2016 年)指出:对于绝经前后启动激素治疗的女性,可获得骨质疏松性骨折一级预防的好处。雌激素对绝经后骨质疏松症的预防作用机制主要是雌激素能够直接诱导破骨细胞的凋亡,缩短破骨细胞的存活时间。同时雌激素通过成骨细胞的旁分泌介导作用,抑制破骨细胞活性,并促进成骨细胞的增殖和分化;通过成骨细胞刺激胶原的合成;促进胃肠对钙的吸收,改善中枢神经系统的功能从而降低摔倒倾向;增加流经骨量的血液等。雌激素可能通过促进降钙素分泌、增加活性维生素 D 产生、抑制甲状旁腺激素分泌、抑制破骨细胞刺激因子的产生等途径抑制和降低骨吸收。

绝经激素治疗的启动时机是什么时候

虽然绝经激素治疗(Menopausal Hormone Therapy, MHT)可

以预防绝经后任何年龄的骨折发生，但是患者采用绝经激素治疗的年龄非常重要，即启用激素治疗的“窗口期”，“窗口期”泛指绝经早期：①在绝经过渡期内启用，可获得骨质疏松性骨折一级预防的益处，患者<60岁或者绝经<10年，无禁忌证，MHT用于减缓骨量丢失和预防骨折的受益/风险比最高；②60—70岁患者仅以预防骨折为唯一目的时，是否启动绝经激素治疗需要个体化评估受益及风险，应考虑其他有效的药物及最低有效剂量，原则上不推荐60岁以上的妇女开始使用激素治疗；③不推荐>70岁患者启动绝经激素治疗。

绝经激素治疗的规范有哪些

1. 严格把握适应证和禁忌证。绝经激素治疗可以用于骨质疏松症一级预防，但使用前要进行充分评估，有绝经激素适应证而无禁忌证患者及家属充分知情，并愿意接受。

2. 绝经早期即窗口期开始使用。

3. 排除禁忌证。绝对禁忌证有雌激素依赖性肿瘤（乳腺癌、子宫内膜癌）、血栓性疾病、严重肝肾功能不全、不明原因阴道出血、血卟啉症、耳硬化症、脑膜瘤（禁用孕激素）；慎用情况有子宫肌瘤、子宫内膜异位症、子宫内膜增生症、血栓形成倾向、乳腺良性疾病及乳腺癌家族史、胆囊疾病、系统性红斑狼疮、垂体泌乳素瘤、癫痫、偏头痛、哮喘等。

4. 有子宫者必须添加孕激素，孕激素以天然孕激素为宜。

已行子宫切除者只用雌激素,不用孕激素。

5. 根据患者的具体情况采用个体化用药方案。

6. 激素采用最低有效剂量,可另外加用其他非激素抗骨质疏松药物。

7. 定期随诊非常重要。开始用药 1 个月、3 个月、6 个月、12 个月各随访 1 次,以后每 12 个月随访 1 次,以评估是否有禁忌证出现,了解可能发生的乳房胀痛和非预期出血等不良反应,在重新评估利弊后再决定是否继续应用激素治疗或进行个体化调整方案。

绝经后骨质疏松症治疗的常用药物有哪些

1. **抑制骨吸收** 雌激素类、选择性雌激素受体调节剂类:雷洛昔芬、双膦酸盐、降钙素等。

2. **促进骨形成** 甲状旁腺素类似物:特立帕肽、维生素 K_2。

3. **抑制骨吸收+促进骨形成** 锶盐:雷奈酸锶。

4. **其他** 植物雌激素:大豆异黄酮、中药等。

骨质疏松症的药物干预治疗的适应证有哪些

骨折风险高的女性包括已经诊断骨质疏松症者和骨量低下者如:

1. 骨量低下且合并髋部或椎体骨折。

2. 腰椎、股骨颈、全髋和(或)桡骨远端 1/3 处 BMD 的 T 值≤−2.5。

3. 腰椎、股骨颈、全髋和/或桡骨远端 1/3 处 BMD 的 T 值在−2.5—−1.0,但 FRAX 计算出的 10 年任何重要的骨质疏松症相关性骨折风险≥20%,或髋部骨折风险≥3%。

绝经后骨质疏松症的非雌激素药物预防和治疗

美国内分泌学会 2019 年发布的《ENDO 绝经后女性骨质疏松症的药物治疗临床实践指南》中表明骨折风险高的绝经后女性,初始治疗可选用双膦酸盐类、破骨细胞分化因子抑制剂(地诺单抗)或特立帕肽,以上药品不能耐受或者不能获得,也可应用选择性雌激素受体调节剂、降钙素等。

绝经后骨质疏松症常用的非雌激素治疗药物有哪些及如何选择

绝经后骨质疏松症常用的药物有:双膦酸盐、选择性雌激素受体调节剂、降钙素、甲状旁腺素、地诺单抗等。对于既往无脆性骨折史或中等骨折风险的患者,推荐使用阿仑膦酸、狄诺塞麦、利塞膦酸或唑来膦酸等具有降低多个部位骨质疏松性骨折风险的药物。依班膦酸和雷洛昔芬用于存在椎体骨折高风险，但无髋部或非椎体骨折风险的患者。既往发生过脆性骨折或骨折高风险的患者，推荐使用狄诺塞麦、特立帕肽或唑来膦酸，阿仑膦酸和利塞膦酸仅作为次选药物，不推荐依班膦酸和雷洛昔芬。

双膦酸盐类常用药物作用特点有哪些

双膦酸盐与骨骼羟磷灰石的亲和力高，能够特异性结合到骨重建活跃的骨表面，抑制破骨细胞功能，从而有效抑制骨的重吸收，增加骨质疏松患者腰椎和髋部骨密度，降低发生椎体及非椎体骨折风险，是目前应用最广泛的治疗骨质疏松药物。临床常用药物包括：阿伦膦酸钠、依替膦酸钠、利塞膦酸钠、伊班膦酸钠、唑来膦酸钠注射液等。对于可以口服且依从性较好的患者，给予阿仑膦酸钠能有效地改善腰椎、股骨颈和全髋骨密度，并降低椎体骨折发生风险。唑来膦酸可以用于不能口服或依从性差的患者，可显著降低绝经后骨质疏松患者的骨折风险并增加骨密度，是预防椎体骨折最有效的双磷酸盐类药物。双膦酸盐总体安全性好，口服有轻度胃肠道反应，有活动性胃及十二指肠溃疡、反流性食管炎慎用，肾功能异常者慎用。双膦酸盐引起的下颌骨坏死是在预防骨折的推荐剂量下很罕见的并发症，有口腔严重疾病或牙科手术者不建议使用。与其他抗骨质疏松的药物相比其性价比较高，可减少骨质疏松患者的椎

骨、非椎骨和髋部骨折发生率，故认为该类药物可作为绝经后骨质疏松症的一线治疗药物。但长时间使用双膦酸盐类药物会增加非典型性股骨骨折风险，故建议口服双膦酸盐 5 年，或者唑来膦酸钠用药 3 年后，要对患者病情进行评估，也不建议长期使用。

雷洛昔芬作用特点有哪些

选择性雌激素受体调节剂绝经激素治疗是解决绝经相关问题最有效措施，目前常用的选择性雌激素受体调节剂是雷洛昔芬。雷洛昔芬能使椎体骨折风险降低 40%，同时应用雷洛昔芬无论是在治疗期间还是在治疗完成后 5 年内，都可以降低雌激素受体阳性的浸润性乳腺癌风险，所以特别适用于乳腺癌风险增加的妇女。雷洛昔芬药物总体安全性良好，可导致潮热、腿部抽筋，头疼和体质量增加等不良反应，雷洛昔芬与绝经后妇女深静脉血栓和肺栓塞的风险增加有关，随着年龄增长，静脉血栓风险升高。心血管疾病、呼吸系统疾病、肾病、脑卒中、恶性肿瘤等内科疾病及严重创伤、骨折、膝髋关节置换、脊髓损伤、长期制动、肥胖等与静脉血栓栓塞的发生也密切相关。故用药前应严格评估患者个体血栓形成风险，以明确用药指征。潮热症状严重的围绝经期女性暂时不宜用。有静脉栓塞病史（包括深静脉血栓、肺栓塞和视网膜静脉血栓者）及有血栓倾向如长期卧床和久坐者禁用。胆汁瘀积，肌酐清除率小于 35 ml/min 者，难以解释的子宫出血者以及有子宫内膜癌症状和体征者,对雷洛昔芬或任何赋形剂成分过敏者禁用。

降钙素作用特点有哪些

降钙素由滤泡旁细胞分泌,是人体调节骨代谢的重要内源性激素。轻微增加绝经5年以上女性的腰椎骨密度,降低椎体骨折风险,此类药物对骨质疏松性骨折或骨骼变形所致的慢性疼痛以及骨肿瘤等疾病引起的骨痛均有效。故临床推荐用于伴有疼痛的骨质疏松者。目前应用于临床的降钙素类制剂有两种:鳗鱼降钙素类似物和鲑降钙素。降钙素总体安全性良好,少数患者使用后出现面部潮红、恶心等不良反应,偶有过敏现象。肠外给药的常见不良反应包括恶心、注射部位的局部炎症反应以及血管舒缩性症状(出汗和面部潮红等)。

甲状旁腺素类似物(特立帕肽)作用特点有哪些

甲状旁腺素类似物(特立帕肽)小剂量间断使用能刺激成骨细胞活性,促进骨形成,能有效地治疗绝经后严重骨质疏松,提高骨密度,降低椎体和非椎体骨折发生的危险。对于椎体或非椎体骨折高风险且双膦酸盐疗效不佳、禁忌或不耐受的绝经后骨质疏松患者可选用甲状旁腺素类似物——特立帕肽。特立帕肽停药后，建议使用其他骨吸收抑制剂序贯治疗，防止骨密度下降及骨折风险增加。双膦酸盐药物治疗期间，可根据患者的病情使用特立帕肽序贯治疗，以增加疗效。特立帕肽注射制剂，20 μg/次，皮下注射，每日 1 次。特立帕肽的不良反应主要包括头晕、背痛、恶心和腿部痉挛，少数患者注射特立帕肽后血钙浓度有一过性轻度升高，并在 16 到 24 小时内回到基线水平。故建议在使用前对患者血清钙进行评估，对于血清钙升高的患者不建议使用。特立帕肽治疗时间不宜超过 24 个月。畸形性骨炎、骨骼疾病放射治疗史、肿瘤骨转移及并发高钙血症者，肌酐清除率小于 35 ml/min 者，小于 18 岁的青少年和骨骺未闭合的青少年及对本品过敏者禁用。

破骨细胞分化因子抑制剂(迪诺塞麦)作用特点有哪些

破骨细胞分化因子抑制剂(迪诺塞麦)是一种抗核因子-κB 配体抑制剂，可减少破骨细胞形成，从而降低骨吸收，增加骨量、改善骨的强度。每半年 60 mg 皮下注射。主要不良反应有低钙血症、严重感染、皮疹、皮肤瘙痒、肌肉或骨痛等；长期应用可能会过度抑制骨吸收，而出现下颌骨坏死或非典型性股骨骨折。注意治疗前必须纠正低钙血症，治疗前后需补充充足的钙剂和维生素 D，低钙血症者禁用。

使用抗骨质疏松药物原则有哪些

1. 骨密度保持稳定或增加，而且没有新发骨折或骨折进展是抗骨质疏松治疗的成功标志。

2. 绝经期女性使用抑制骨吸收药物中，骨转换指标值维持在或低于绝经前妇女水平即可认为有效。

3. 患者在治疗期间如发生一次骨折，提示该患者骨折风险高，但不表明药物治疗失败。若再次骨折或显著的骨量丢失，则需考虑换药或再次评估继发性骨质疏松的病因。

4. 双膦酸盐类药物停用后，其治疗作用可能保持数年。其他抗骨质疏松药物停药后，疗效快速下降。双膦酸盐类药物治疗不超过 5 年，静脉双膦酸盐治疗 3 年，若停药后骨折风险仍高，可换用其他抗骨质疏松药物如特立帕肽或雷洛昔芬。特立帕肽疗程不应超过 2 年。

5. 根据患者具体情况进行个体化治疗。在治疗期间应对患者进行检测及重新评估。必要时行胸腰椎 X 线摄片检查。

6. 骨质疏松性骨折后应重视积极给予抗骨质疏松药物治疗，包括骨吸收抑制剂或骨形成促进剂等，以降低再发骨折的风险。

7. 绝经期及绝经后骨质疏松症需要长期、个体化治疗，同时也需药物联合或序贯治疗。钙剂及维生素 D 作为基础治疗药物，绝经激素替代治疗，骨吸收抑制剂或骨形成促进剂联合使

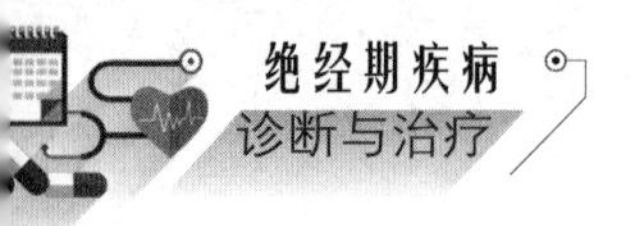

用，但不建议联合应用相同作用机制的药物。

治疗绝经后骨质疏松症的中药有哪些

对于不愿意或不能接受激素治疗和其他抗骨质疏松药物治疗的围绝经与绝经后骨量减少、骨质疏松症或骨质疏松风险的女性，可以选择中药治疗或者联合中药治疗。中药治疗骨质疏松症以补肾益精、健脾益气、活血祛瘀为基本治法。中药治疗骨质疏松症多以改善症状为主。经临床证明有效的中成药可按病情选用。目前药物有效成分较明确的中成药主要包括虑仙灵骨葆胶囊（片）、骨疏康胶囊（颗粒）、金天格胶囊或强骨胶囊等。中药可与钙剂、维生素 D 及其他抗骨质疏松药物合用。不同中成药物抗骨质疏松效果不同。研究显示，骨疏康胶囊（颗粒）可提高原发性骨质疏松患者的骨密度、改善骨痛情况、维持血清磷、碱性磷酸酶正常水平。骨疏康可能是通过改善钙代谢，提高 25-羟维生素 D_3 含量，减少钙排泄，维持体内钙正向平衡，同时刺激成骨细胞的骨生成和抑制破骨细胞的骨吸收，起到治疗骨质疏松的作用。仙灵骨葆胶囊（片）治疗绝经后骨质疏松有效率高，可提高骨质疏松患者骨密度。坤泰胶囊应用于绝经骨质疏松骨折妇女，可改善患者卵巢功能，预防骨质丢失。中药总体是安全的，骨疏康胶囊（颗粒）目前尚无明显不良反应报道。仙灵骨葆不良反应主要有口干便秘、肝功能异常、腹泻等。因此，用药前应检测肝功能，肝功能异常的患者应禁用。

围绝经期与心血管病

什么是心血管疾病

心血管疾病(CVD)是一组心脏和血管疾病的总称,广义上包括冠状动脉粥样硬化性心脏病、卒中、静脉血栓栓塞性疾病等,是全球范围内导致人类死亡的主要原因之一,约占女性所有疾病死因的 1/3。近些年来女性 CVD 死亡率呈持续上升趋势。

绝经女性心血管疾病发病率会增高吗

绝经前女性心血管疾病的危险远低于相同年龄的男性,在 10—30 岁,男性患心血管疾病的危险增加,是女性的 2—3 倍,并一直维持至 40—50 岁。此后,随着女性绝经的到来和年龄的增加,女性的心血管疾病发病率快速增加。在绝经 10 年后,即 60 岁时,女性心血管疾病的发病率迅速上升,70 岁时与男性接近,美国心脏协会 2019 年更新的心脏病和卒中数据显示:年龄 60—79 岁的女性心血管疾病发病率为 78.2%,同龄男性为 77.2%;年龄>80 岁的女性心血管疾病发病率为 91.8%,明显高于同龄男性的 89.3%。

为什么绝经女性心血管疾病发生率突然增高

绝经是女性心血管疾病发病的危险因素。女性进入围绝经期后,由于卵巢功能的逐渐衰退,雌激素水平呈波动状态,导致机体内发生一系列变化:脂质和脂蛋白发生改变,如低密度脂蛋白和三酰甘油增加,高密度脂蛋白减少;低密度脂蛋白已被证实为动脉粥样硬化和冠心病的主要危险因素,与冠心病的发病呈正相关。高密度脂蛋白胆固醇为冠心病的保护性因素,与冠心病的发病呈负相关。高血压的发病率较前增加,高血压是心脑血管的主要危险因素。脂肪重新分布,从围绝经期开始,卵巢激素的逐渐丧失导致女性腹部和内脏脂肪增多为特点,出现腹型肥胖,患代谢综合征和心血管并发症的风险增加。胰岛素抵抗导致循环胰岛素水平增加,围绝经期女性因内脏脂肪增多导致胰岛素抵抗,从而使体内胰岛素含量相对增高,高浓度的胰岛素对心血管疾病的其他危险因素产生影响,比如脂质和脂蛋白发生不利的变化,并且绝经后女性的胰岛素抵抗随年龄增加而逐渐增加,故绝经会增加女性患2型糖尿病的风险。绝经期血管内皮由于缺乏雌激素的保护作用而出现功能障碍,内皮功能障碍是血管老化的特征,同时也是与年龄相关的心血管疾病主要危险因素。机体的这些不利变化都是心血管疾病的主要危险因素,会增加绝经女性心血管疾病的发病率。

绝经女性冠心病的表现有哪些

围绝经期女性冠心病心绞痛症状常不典型，一般以自发性心绞痛为主。随着年龄增大，以新发心绞痛为首要表现，主要与冠状动脉受雌激素的保护性作用减弱而痉挛有关。

1. 心绞痛。冠心病患者会出现心肌梗死、猝死及胸痛等症状，而胸痛则是冠心病的判定标准，其临床表现有恶心、牙痛和心绞痛等特点。急性冠状动脉综合征临床表现不典型，易发生心肌梗死。女性多样化的心肌缺血机制和女性较男性更为频繁的痛阈变化使女性发生冠心病症状多样化，因此心绞痛症状不如男性典型。

2. 并发症多、危险因素多、暴露时间长，增加了并发症发生率，如急性心肌梗死、消化道出血、心力衰竭等。劳累性心绞痛在休息、睡眠、精神紧张时更易发作胸痛，而且胸痛表现不明显，往往表现为呼吸困难、疲劳、乏力、烧灼感或上腹痛的类似于消化系统症状。

如何识别绝经女性冠心病

绝经冠心病的临床表现多样化，往往缺乏典型心绞痛症状，绝经期女性常对自己患有冠心病的危险估计不足，对症状的描述方式可能影响医生对其冠心病的诊断。不同的缺血原因可引起不同的临床表现，胸痛不典型，女性胸痛往往比男性晚 10 年，所以不能以典型的胸痛作为诊断女性冠心病的严格标准。不能将冠心病简单地误认为是围绝经期综合征。有很多因素可以影响女性胸痛,要了解危险因素,多种因素可影响女性心绞痛诊断,如高血压、肥胖及体脂的分布、糖尿病、脂质和脂蛋白、吸烟、嗜酒、不良饮食习惯、缺乏体力活动等。发作前常有增加心肌耗氧诱因如过度疲劳、情绪激动、酗酒、便秘等。发作时舌下含服硝酸甘油有效,绝经综合征使用硝酸甘油无效。注意与绝经综合征鉴别,不能将冠心病误认为是绝经期假性心绞痛。可通过静息心电图、动态心电图、心脏彩超、平板运动试验、核素心肌灌注、超声负荷试验、经冠状动脉造影等检查确诊。

绝经女性心血管疾病可以预防吗

根据女性心血管疾病危险情况制订个体干预措施,围绝经期心血管疾病是可以预防的。对高风险女性患者进行生活方式的调整、控制危险因素、药物干预等,使其相关指标达到理想健康状态,从而达到预防围绝经期心血管疾病的发生。

哪些措施能对绝经女性心血管疾病进行一级预防

心血管疾病一级预防是指心血管疾病尚未发生或处于亚临床阶段时采取预防措施,通过控制或减少心血管疾病危险因素,预防心血管事件，减少群体发病率。绝经女性心血管疾病的一级预防措施主要包括生活方式的干预，如戒烟、适度运动、康复锻炼、合理饮食、保持合理体重、减少饱和脂肪酸摄入等。

绝经女性心血管疾病二级预防包括哪些措施

心血管疾病二级预防是指对已经发生冠心病和其他动脉粥样硬化性血管疾病的患者做到早发现、早诊断和早治疗。目的是改善症状、防止病情进一步发展、改善预后，降低病死病残率，同时防止疾病的复发。围绝经期女性心血管疾病的二级预防措施主要包括药物控制降压、药物降低血脂、阿司匹林口服等。

绝经女性心血管疾病预防的理想状态是怎样的

绝经女性心血管疾病预防控制的理想状态是不吸烟不酗酒。对于吸烟的女性，包括吸二手烟在内者，应及早戒烟或禁烟。对于饮酒者，提倡限酒。生活规律，保证睡眠充足，尽可能保持心情愉快，并调整和控制好不良情绪的发生，避免因为心理问题导致心血管疾病发生和加重。坚持运动，每周至少进行150分钟中等量体力活动或60分钟的高强度运动。保持良好饮食习惯。理想血压≤120/80 mmHg、总胆固醇＜5.2 mmol/L、空腹血糖＜5.6 mmol/L。女性将BMI控制在18.5—24.0 kg/m^2，腰围

控制在＜80 cm。

日常生活中做好哪些事情可以预防绝经女性心血管疾病

为了预防绝经期女性心血管疾病，必须改变不良生活习惯，保持健康生活方式，重视心理健康，戒烟限酒，生活规律。保持体力活动，每周进行150分钟的中等强度或者75分钟高强度的有氧运动。尽量减少久坐、久卧等生活方式。对于肥胖的女性，每次可适当增加运动时间。坚持合理膳食，以谷类为主，多进食蔬菜、水果、豆类、坚果、全麦和鱼类。控制摄入胆固醇、饱和脂肪酸，其中脂肪酸＜10%，胆固醇＜300 mg/d，用单不饱和或者多不饱和脂肪替代饱和脂肪，选择可溶性纤维等可降低低密度脂蛋白胆固醇的食物。低盐饮食，盐摄入控制在3—5 g/d，少食加工过的肉食。尽量避免摄入有甜味剂的饮料，尽量避免摄入反式脂肪酸等。

绝经女性心血管疾病预防的常用药物有哪些

绝经女性心血管疾病预防主要是使用适当的药物控制心血管疾病危险因素，包括干预血压、血脂和血糖等。药物的代谢受各种因素的影响，其中包括性别。女性对药物的耐受力不如男性，需注意到女性更易发生药物不良反应，因此女性用药应谨慎。血压控制：对于收缩压达到或超过 140 mmHg 的高血压患者，以及血压虽低于 140/90 mmHg，但仍高于 120/80 mmHg 的糖尿病患者，应采用积极的药物治疗。理想的血压应控制在 120/80 mmHg 以下。噻嗪类利尿剂应该作为一线降压药物。控制糖化血红蛋白：对 2 型糖尿病患者应在改善生活方式的基础上开始降糖治疗，首选二甲双胍治疗。将糖化血红蛋白控制在<7%的范围内。血脂控制：对于低密度脂蛋白胆固醇为高水平(≥160 mg/dl)或超高水平(≥190 mg/dl)时，应该考虑药物治疗。《2018 年胆固醇管理指南》和《2019 年心血管疾病一级预防指南》均强调血脂管理对降低动脉粥样硬化性心血管疾病风险的重要性，应用他汀类药物可有效降低总胆固醇和低密度脂蛋白胆固醇，可以阻止甚至逆转动脉粥样硬化的发展。年龄≥65 岁女性，伴有高动脉粥样硬化性心血管疾病风险但出血风险较低的患者，在有效控制血压的基础上可以考虑使用低剂量的阿司匹林(每天 75—100 mg)进行一级预防。不能耐受者使用氯吡格雷替代。年龄<55 岁和年龄>80 岁的女性，不建议使用阿司匹林预防脑卒中。女性微血管性心绞痛患者使用 β 受体阻滞剂可改善胸痛症状，所有冠心病及心功能不全患者均需使用，左心室射血分数≤40%或有心肌梗死病史的心力衰竭患者，如无禁忌应长期使用 β 受体阻滞剂。另有血管紧张素转换酶抑制剂/血管紧张素受体抑制剂、醛固酮拮抗剂等。在使用药物对绝经期女性进行心血管疾病预防时，不推荐长期雌激素用于心血管疾病的一级预防。除透皮雌激素外的各种形式的雌激素治疗均显示静脉血栓栓塞风险增加，也不推荐补充抗氧化剂、叶酸和维生素D。

雌激素可以预防心血管疾病吗

雌激素对绝经前女性心血管系统具有保护作用，能有效降低心血管疾病的发生率。随着年龄增长，进入围绝经期后和绝经早期，卵巢功能减退，雌激素急剧减少，对心血管系统的保护作用逐渐减弱。心血管病变还处于初始时期，如果及时补充激素治疗，还可以阻止心血管疾病的发生。雌二醇在与血管中的雌激素受体结合后和新型雌激素结合膜蛋白相结合后作用于血管壁内皮细胞，增加一氧化氮和前列环素的生成，一氧化氮具有舒张血管、抑制血小板聚集、中性粒细胞黏附和聚集及血管平滑肌增生、迁移的作用，抑制胶原弹力蛋白的合成分泌，从而抑制动脉粥样斑块的形成。预防血管腹壁血栓的形成，达到预防心血管疾病的作用。这个时期即绝经后10年内和小于60岁，称为绝经后激素补充治疗的"窗口期"。雌激素对血管壁的作用必须依赖于健康的血管结构，当女性进入到绝经晚期，已发生血管动脉发生粥样硬化时，雌激素受体在其表面表达明显减少，血管斑块的基质金属蛋白酶表达增加，其活性增加会加速粥样硬化斑块的破裂，从而产生急性心肌梗死，造成包括死亡在内的不良结局。因此，激素在围绝经期或绝经早期开始使用对心血管的作用获益多、风险小。

激素补充治疗绝经女性心血管疾病的利弊有哪些

心血管疾病是绝经女性发病和致死的主要原因，激素治疗可以通过改善血管功能、胆固醇水平、血糖代谢和降低血压而降低心血管疾病发作的风险。激素可能通过改善胰岛素抵抗女性胰岛素作用，降低糖尿病风险，调节糖和胰岛素的代谢，刺激胰岛素分泌胰岛素敏感性，并加快胰岛素的清除。激素同时对心血管疾病的其他危险因素如血脂成分和代谢综合征有积极影响，降低血浆中低密度脂蛋白水平，增高高密度脂蛋白水平，改善体质分布。降低纤维蛋白原，促进纤容。降低同型半胱氨酸水平。抗氧化作用，改善内皮细胞的功能，抑制动脉粥样斑块的形成。年龄小于 60 岁、绝经 10 年内，且无心血管系统疾病的女性，如果绝经早期启用激素治疗不会增加冠心病和卒中的风险，还可降低冠心病死亡率。对于年龄大于 60 岁及绝经大于 10 年，绝经激素治疗增加冠心病和卒中风险，缺血性卒中发生风险可能轻度增加，且主要在使用的前 2 年。雌激素可以升高三酰甘油水平、凝血指标增加、C-反应蛋白增加等影响凝聚和纤容过程。不适当的高剂量可能引起动脉粥样斑块的进展和不稳定性发生，导致血栓的形成。口服雌激素可增加血栓风险，绝经激素治疗相关静脉血栓栓塞症(VTE)的风险随年龄增长而增加，且与肥胖程度呈正相关。绝经激素治疗有增加乳腺癌、子宫内膜癌、脑卒中、胆石症等的风险。

什么是激素治疗的“窗口期”理论

激素治疗是医疗措施,需有适应证、无禁忌证,激素治疗的安全性很大程度上取决于年龄。对年龄小于60岁或绝经10年内(雌激素应用的窗口期)、无禁忌证的女性,绝经激素治疗收益/风险比最高。本人有通过性激素治疗改善生活质量的主观意愿前提下可尽早开始。在围绝经期和绝经早期,当心血管病变还处于初始阶段,通过增加血管生成及促进血管舒张降低血压、下调炎症因子的表达,从而减轻血管炎症、减少活性氧的产生、抑制氧化应激和纤维化等,雌激素可以有效延缓心血管病变的进展,预防附壁血栓的形成,达到预防疾病的作用。当进入绝经晚期,血管病变已进入比较严重的程度,由于雌激素的血管扩张、炎性反应及血管壁的软化作用,反而会造成动脉粥样硬化斑块脱落,引发血栓,增加冠心病死亡的风险。

绝经激素治疗要注意哪些事项

激素治疗的不同时期女性在冠心病及卒中风险上效果是不同的。对于年龄小于60岁、绝经10年内,且无心血管系统疾病的女性,应用激素治疗不增加冠心病和卒中的患病风险,并且能够降低冠心病死亡率,但超过上述范围的女性,激素治疗会增加冠心病和卒中的患病风险。激素治疗相关静脉血栓栓塞症的风险随年龄增长而增加，且与肥胖程度呈正相关。静脉血栓栓塞症的高风险因素包括体质量指数（BMI）＞30、吸烟、易栓症家族史。口服雌激素增加静脉血栓栓塞症事件风险，有静脉血栓栓塞症个人史的女性禁用口服雌激素治疗。经皮低剂量雌激素（＜50 μg/天）不增加卒中风险。有静脉血栓栓塞症高风险的女性，经皮雌激素可能更安全。因此在有心脑血管疾病或其危险因素的女性中使用会更加安全。不建议单纯为预防冠心病启动绝经激素治疗。

绝经激素治疗可以作为围绝经期心血管疾病的预防措施吗

女性绝经后冠心病发病率明显升高，可超过男性，内源性雌激素缺乏是女性冠心病发病的重要危险因素。尽管女性绝经后进行雌、孕激素治疗有益于围绝经期综合征如潮热等症状的缓解，对骨质疏松、血脂、血糖、胰岛素水平等有些可能有益的作用，但口服雌激素制剂会增加乳腺癌、心血管事件和静脉血栓栓塞症等风险。因此，《中国女性心血管病预防专家共识》不推荐雌激素及选择性雌激素受体调节剂用于绝经期女性心血管疾病的预防。《国际绝经协会（IMS）关于绝经后激素治疗（HT）的最新建议》（2011）强调，早期使用激素补充治疗对于预防心血管疾病有益处，但不推荐激素补充治疗作为大于 60 岁妇女仅为冠心

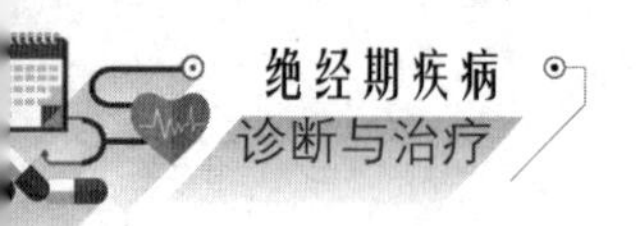

病的一级预防。对年龄小于60岁且无心血管系统疾病的近期绝经(窗口期)妇女开始使用激素补充治疗,不会引起早期危害,并能降低心血管系统疾病的发生率和死亡率。但《中国绝经管理与绝经激素治疗指南》(2018)不推荐激素治疗作为心血管疾病的二级预防。

早发性卵巢功能不全(POI)的诊断和治疗

什么是 POI

POI 是英文 Premature Ovarian Insufficiency 的缩写,中文称早发性卵巢功能不全。如果女性在 40 岁以前出现卵巢功能减退我们称之为 POI。其主要表现为月经异常,例如闭经、月经稀发或频发,检查显示促性腺激素水平升高(促卵泡生成素 FSH 25U/L)、雌激素水平波动性下降,这时候医生会告诉你可能发生 POI。并且根据你是否曾经出现自发月经,把它分为原发性 POI 和继发性 POI。

POI 等同于卵巢早衰(POF)吗

POF 是英文 Premature Ovarian Failure 的缩写,中文称卵巢早衰,是 POI 的终末阶段,指女性 40 岁以前出现闭经、促性腺激素水平升高(FSH＞40U/L)和雌激素水平降低,并伴有不同程度的围绝经期症状。此外,我们还能听到医生说卵巢储备功能减退(Diminished Ovarian Reserve, DOR),它不强调年龄、病因和月经状态,是指卵巢内卵母细胞的数量减少或者质量下降,

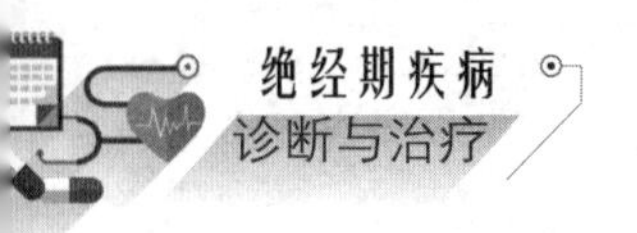

会伴有抗缪勒管激素(AMH)水平降低、窦卵泡数(AFC)减少、FSH 水平升高,显示的是患者生育力降低。

如何知道自己可能患有 POI

当你出现以下一种或多种表现,你就要警惕 POI。包括:

1. 月经周期缩短或不规律、经量减少、月经稀发、闭经等。

2. 不容易妊娠或不孕,并且容易自然流产。

3. 对于原发性 POI 者,女性第二性征不发育或发育差。而继发性 POI 可有潮热出汗、生殖道干涩灼热感、性欲减退、骨质疏松、骨痛、骨折、情绪和认知功能改变、心血管症状和心律失常等围绝经期表现。除此之外 POI 还可能有其他伴随症状,因病因而异,如心血管系统发育缺陷、智力障碍、肾上腺和甲状腺功能低减等。

POI 的病因有哪些

POI 的常见病因包括遗传因素、医源性因素、免疫因素、环境因素等。但有 50%以上的患者病因不明确。其中遗传因素占 20%—25%,包括染色体异常和基因变异。常见的医源性因素包括手术、放疗和化疗。手术会引起卵巢组织缺损或局部炎症,并影响卵巢供血而导致 POI。化疗药物可诱导卵巢卵母细胞凋亡或破坏颗粒细胞功能，其对卵巢功能的损害与药物种类、剂量及年龄有关。同样放疗对卵巢功能的损害程度取决于放疗剂量、照射部位及年龄。年龄越大越易发生 POI。自身免疫功能失调也可能引起卵巢功能损伤，但目前尚无定论。此外，不良的环境因素和生活方式也可能影响卵巢功能。例如，有害辐射、有害化学物质、酗酒、吸烟、熬夜等。

医生如何诊断 POI

首先，你的年龄一定是小于 40 岁，月经稀发或停经至少 4 个月以上，至少 2 次在月经周期的第 2—4 天，或闭经时检测血清 FSH 2 次均大于 25 U/L，2 次检测的时间间隔要大于 4 周，并且发现血清雌二醇水平先升高大于 50 pg/ml，继而又降低。

其次，医生做体格检查时会发现原发性 POI 患者可存在性器官和第二性征发育不良、体态和身高发育异常。而不同病因也可导致不同受累器官的病变，例如，继发性 POI 患者可有乳房萎缩、阴毛腋毛脱落、外阴阴道萎缩表现。此外，医生还会在进行经阴道超声检查及血 AMH，会发现双侧卵巢体积较正常小，双侧卵巢中直径 2—10 mm 的 AFC 之和＜5 个，AMH≤7.85 pmol/L。当然，所有的诊断，医生还要结合病史、家族史、既往史、染色体及其他相关检查的结果进行遗传性、免疫性、医源性、特发性等病因学诊断。

值得我们注意的是，如果 FSH 水平在 15—25 U/L、青春期前或青春期女性 AMH 水平低于同龄女性 2 倍标准差，提示 POI 高风险。

POI 应与哪些疾病鉴别

当然我们还需要与以下情况相鉴别：妊娠、生殖道发育异常、完全性雄激素不敏感综合征、Asherman 综合征、多囊卵巢综合征(PCOS)、甲状腺疾病、空蝶鞍综合征、中枢神经系统肿瘤、功能性下丘脑性闭经、卵巢抵抗综合征(ROS)等。这些情况专业的医生会进行相关检查从而鉴别。

我们如何正确对待 POI

主要包括三方面：进行生活方式和心情管理、进行遗传咨询和医疗干预。医疗干预包括 POI 患者继发性闭经的激素补充治疗、POI 患者原发性闭经的青春期诱导、POI 患者的远期健康及相关并发症管理。

如何进行生活方式和心情管理

一方面，我们需要通过各种方式缓解心理压力，尤其是年轻患者，需要告诉她们虽然受孕率低，但仍有偶然自发排卵，和医生一起努力仍然可以有宝宝。另一方面，健康饮食、规律运动、戒烟，避免接触生殖毒性物质，增加社交活动和脑力活动。适当补充钙剂及维生素 D，尤其是对已出现骨密度降低者。

为什么 POI 患者要进行遗传咨询

我们需要由相关专业人士评估遗传风险，为制订生育计划、保存生育力、预测绝经提供指导。对有 POI 或者早绝经家族史的女性，可借助高通量基因检测技术筛查。对家系中携带遗传变异的年轻女性建议尽早生育。

POI 患者进行激素补充治疗的意义何在

POI 的发病机制尚不清楚，目前仍无有效的方法恢复卵巢功能。POI 患者年轻，缺乏雌激素对患者身体健康近期和远期负面影响更大。激素补充治疗（Hormone Beplacement Therapy, HRT）被认为是该病首选的临床治疗方法。HRT 不仅能缓解低雌激素相关的症状，而且对心血管疾病和骨质疏松起到一级预防的作用。证据显示，POI 女性激素治疗获益更多，风险更小。只要没有禁忌证，POI 患者应给予 HRT。

POI 患者如何进行激素补充治疗

HRT 需要制订个性化方案，也就是说不同的情况用药选择是不同的。

1. 对有避孕需求者可考虑 HRT 辅助其他避孕措施，或应用短效复方口服避孕药(COC)。

2. 对有生育要求者则应用天然雌激素和孕激素补充治疗，与 COC 相比，证据显示 HRT 对骨骼及代谢更有利。

3. 当 POI 发生在青春期前，由于患者无内源性雌激素，所以从青春期开始就必须进行持续治疗，以利于青春期发育。考虑到大剂量雌激素可加速骨骼成熟，影响身高，所以要结合患者意愿。我们建议从十二三岁开始，从小剂量开始进行雌激素补充。开始的剂量是成人剂量的 1/8—1/4，需要模拟正常的青春期发育过程。根据具体情况可联合使用生长激素，促进身高的生长。之后根据骨龄和身高的变化，在 2—4 年内逐渐增加雌激素剂量。对于有子宫并出现阴道流血者应开始加用孕激素以保护子宫内膜，无子宫者单用雌激素即可。当身高不再增长时，有子宫的 POI 患者转为标准剂量雌孕激素序贯治疗。治疗期间根据骨龄和身高的变化调整用药，对于骨骺一直未闭合的患者，在达到理想身高后，应增加雌激素剂量，促进骨骺愈合而使身高增长停止。

4. POI 患者由于绝经早，需要长期用药，同时年轻、并发症少、风险低，也是与自然绝经女性的最大区别。其治疗应遵循以下原则：①在无禁忌证而有指征用药时尽早开始 HRT。②鼓励持续治疗至平均的自然绝经年龄，之后可参考绝经后的 HRT 方案继续进行。③使用标准剂量，根据需求适当调整。④有子宫的 POI 患者雌孕激素联合用药。⑤建议选用天然或接近天然的雌激素及孕激素，以减少对乳腺、代谢及心血管等方面的不利影响。⑥治疗期间需每年定期随访，了解患者用药的情况，及时调整用药方案。

不能激素替代治疗的 POI 患者怎么办

对于存在 HRT 禁忌证、暂时不愿意或者暂时不宜接受 HRT 的 POI 患者，可选择其他非激素制剂来缓解低雌激素症状。但目前 POI 非激素治疗的有效性证据非常有限，尚不能作为 HRT 的替代方案，仅作为辅助治疗或暂时性的替代治疗。包括：

1. 植物类药物，包括黑升麻异丙醇萃取物、升麻乙醇萃取物等；

2. 植物雌激素：指植物中存在的非甾体雌激素类物质，其雌激素作用较弱，长期持续服用可能降低心血管疾病风险、改善血脂水平、改进认知能力；

3. 中医药：包括中成药、针灸、耳穴贴压、按摩、理疗等，但其辅助治疗作用仍有待证实。

POI 患者的远期健康及相关并发症如何管理

POI 患者雌激素缺乏，从而可因骨丢失而引起骨量减少、骨质疏松，影响骨骼健康。为维持骨健康，预防骨质疏松，除了需要进行适当的 HRT 治疗，同时也需要进行生活方式调整，包括有氧、无氧及拉伸运动、避免吸烟、维持正常体质量。而对于那些已有骨质疏松的 POI 患者，则应同时采用抗骨质疏松治疗。

另外 POI 患者将增加心血管疾病和死亡的风险，应定期进行心血管疾病风险的评估，同时告知增加心血管疾病危险性的相关因素，建议健康生活方式，通过健康的生活方式减少危险因素带来的不良影响。

POI 患者持续的低雌激素可引起外阴阴道萎缩，阴道干涩不适、性交困难及泌尿系统症状等。这时可局部使用雌激素，对于不能进行 HRT 的人群，可用阴道保湿霜或润滑剂对症处理。

POI 患者心理健康状况也不容忽视，相比之下，她们更容易出现抑郁、焦虑、心理承受能力差等问题，很大程度上是因不孕带来的心理压力以及缺乏社会心理支持所引起的。所以我们要关爱她们，指导她们解压，必要时可以通过心理健康师进行心理疏导。

POI 患者的生育问题如何管理

POI 患者并非一定不能生育，尤其是在 POI 诊断后的早期，约 5%的 POI 患者可能自然妊娠。随着生殖内分泌学科的发展，促排卵技术广泛应用，大多数希望妊娠的患者需寻求辅助生殖治疗。在 HRT 的基础上进行赠卵体外受精—胚胎移植(IVF-ET)是 POI 患者解决生育问题的可选途径，妊娠成功率可达 40%—50%，与常规 IVF-ET 者近似。

对于年轻恶性肿瘤患者，可考虑在进行放疗、化疗前冷冻胚胎、卵母细胞、卵巢组织、促性腺激素释放激素激动剂等保存其生育能力。胚胎冷冻是已婚女性生育力保存的主要方法，具有有效性和安全性。对于患有雌激素敏感肿瘤的患者可选择芳香化酶抑制剂促排或自然周期获卵，但要警惕控制性超促排造成的高雌激素暴露。此外要提醒大家的是：卵母细胞冷冻、卵巢组织冷冻尚存在技术、伦理、安全性等问题，而促性腺激素释放激素激动剂的有效性有待于进一步证实。

围绝经期排卵障碍性异常子宫出血(AUB-O)

月经是体内排毒的方式吗,月经血里含有毒素吗

月经是指女性伴随卵巢周期性变化而出现的子宫内膜周期性脱落及出血。在女性体内存在一个下丘脑—垂体—卵巢轴(即 HPO 轴),在 HPO 轴的调节下,每个月有一批卵泡开始生长,卵泡产生雌激素不断增加,雌激素刺激子宫内膜不断增长,子宫内膜不断增厚。当雌激素增高到一定程度后形成正反馈,促进卵泡刺激素和黄体生成素形成高峰,两者协同作用促进成熟卵泡排卵。排卵后促卵泡生成素、促黄体生成素和雌激素急剧下降,黄体形成并逐渐发育成熟。黄体开始产生孕激素同时分泌雌二醇为妊娠作准备,升高的雌、孕激素及抑制素 A 形成负反馈抑制促卵泡生成素和促黄体生成素,促卵泡生成素和促黄体生成素分泌减少。此时子宫内膜在孕激素和雌激素的作用下进一步增厚,并逐渐由增殖期转化为分泌期。若此时没有发生妊娠,黄体开始萎缩,雌、孕激素分泌减少,子宫内膜失去性激素支持,发生脱落而月经来潮。雌、孕激素及抑制素 A 减少,促卵泡生成素分泌增加,卵泡开始发育,下一月经周期开始。月经出血原因是因孕激素撤退,子宫内膜脱落后创面出现所致。月经血呈暗红色,除血液外,还有子宫内膜碎片、炎性细胞、宫颈黏液、脱落的阴道上皮细胞等。

月经血中有25%来自静脉。故月经血呈暗红色,有时候月经量少,经过阴道存留时间较长经过氧化后颜色更深,由于去纤维化的作用月经血不凝固,但是若出血速度过快,也可形成血块。因此月经血为人体内正常的血液,并非含有毒素。

月经量和持续时间与别人不一样就不正常吗,多久来一次月经算正常

月经是正常子宫出血。从前次月经第一天开始至下次月经第一天,大多数月经周期在21—35范围内,平均28天。月经期约5天,2—7天属于正常范围。前三天量较多,每次出血量共20—60 ml, 5—80 ml为正常范围,但实际月经量很难估计准确,这与妇女本身的主观因素有很大关系。有些人月经量小于60 ml都认为很多。很多女性月经周期很准,一般就是28—30天,但有些妇女前后相差时间会略长。月经近1年相邻月经周期天数相差在7天以内则属于月经规律,比如有些妇女月经周期相对较短,持续为24天为正常,有些人月经周期相对较长,持续为34天也属于正常。

什么是异常子宫出血(AUB)

异常子宫出血(AUB)是妇女最常见问题。约有70%以上的围绝经期和绝经后妇女因异常子宫出血来院就诊。异常子宫出

血指的是与正常月经四要素任何一项不符并源自子宫腔的出血。月经四要素指月经量、经期长度、规律性或频率以外的出血。月经相关常见术语及范围如下:正常月经频率为21—35天,大于35天为月经稀发,小于21天为月经频发;月经规律性是指在近一年的周期间变化,相邻周期间天数相差不超过7天属于规律月经,超过7天则为月经周期不规律,年龄超过16岁未来月经或来月经后又超过6个月不来属于闭经;经期长度一般3—7天,超过7天为经期过长,短于3天为经期过短;正常月经量在5—80 ml,大于80 ml为月经过多,少于5 ml为月经过少。月经异常需要及时到医院就诊,尤其是围绝经期妇女,及时找出病因,及时治疗,以免延误病情。

有哪些原因可能导致异常子宫出血

异常子宫出血可能发生在妇女的各个年龄段,其中发生率最高的在围绝经期。在围绝经期患者的所有妇科咨询中AUB占70%以上,发生率高,病因复杂。国际妇产科协会(FIGO)根据病因将异常子宫出血分为两大类9个类型,按英语首字母缩写为“PALM-COEIN”:“PALM”存在结构性改变,占异常子宫出血19%,可采用影像学技术和(或)组织病理学方法明确诊断,分别表示:子宫内膜息肉、子宫腺肌症、子宫平滑肌瘤、子宫内膜恶变和不典型增生所致的异常子宫出血。而“COEIN”无子宫结构性改变,占异常子宫出血81%,分别表示:全身凝血相关疾病(血液系统疾病)、排卵障碍、子宫内膜局部异常、医源性(抗凝血药物、溶纤维蛋白药、精神药物、激素类药物及宫内节育器的使用等)及未分类(一些罕见的或原因不明者)等相关的异常子宫出血。

排卵障碍性异常子宫出血(AUB-O)在不同年龄的病因相同吗

排卵障碍是指无排卵、稀发排卵和黄体功能不全。排卵障碍主要是下丘脑—垂体—卵巢轴功能异常所致,在女性不同年龄段发生的病因不同。排卵障碍性异常子宫出血(AUB-O)可以发生在女性青春期、育龄期和围绝经期。其中围绝经期发病率最高,占各个年龄段 AUB-O 总数的 50%。青春期和育龄期分别占 20%和 30%。育龄期 AUB-O 主要因应激、多囊卵巢综合征、肥胖等所致。青春期 AUB-O 因为少女下丘脑—垂体—卵巢轴功能不成熟导致排卵功能障碍。围绝经期女性月经紊乱可能因卵巢功能减退,无排卵或稀发排卵。排卵功能障碍发生的无排卵或稀发排卵,雌激素占优势,孕激素处于低水平,相对不足,于是不会发生规律的孕激素撤退、子宫内膜脱落性出血。

什么是围绝经期,怎样判断自己已经进入围绝经期

围绝经期代替了以往的更年期说法,是妇女自生育期的规

律月经过渡到绝经的阶段，包括从出现与卵巢功能下降有关的内分泌、生物学和临床特性起到末次月经后一年。大多数妇女月经变化从40岁左右开始会发生月经规律的改变，即10个月内发生2次月经规律的改变。包括绝经过渡期和部分绝经早期。围绝经期女性会发生一系列变化，可以通过这些表现初步判断是否进入围绝经期可能。这些症状包括躯体症状和心理症状，有潮热、发红、出汗等血管舒缩症状；激动易怒、焦虑、多疑、情绪低落、自信心降低、抑郁、情绪失控、记忆力减退及注意力不集中等精神神经症状；头晕、耳鸣、头痛、心悸等自主神经失调症状。月经紊乱是绝经期常见症状，月经紊乱是围绝经期的重要标志。围绝经期的开始年龄、持续时间和出血模式存在很大差异。

围绝经期月经与年轻时的月经有哪些不一样

女性月经期的表现会随着年龄的变化而发现变化的。在青春期，初潮后的3年内女性，因卵巢功能发育尚未成熟，月经周期非常不稳定。尤其是在第一年内，约有80%的月经为无排卵性出血。月经可表现为经期延长，有时候半年不来月经。有时候半个月来一次，来了又淋漓不净，或大量急性出血，甚至有时会因出血量多，导致失血性休克。育龄期妇女月经相对稳定，周期规律，经量和经期正常，往往因其他因素作用下发生月经变化，如应激、减肥、节食、压力、劳累、肥胖、高泌乳素血症、多囊卵巢综合征、妊娠、手术等因素所致。围绝经期卵巢功能减退，无排卵或稀发排卵，月经周期开始逐渐缩短，月经量逐渐减少，还可能发生排卵中期出血。随着卵巢功能的进一步下降，出现稀发排卵或无排卵，孕激素相对不足，月经周期不规律，经期长短不一，有时候2—3个月不来月经，来了又不走，出血可以淋漓不净持续1个月。随着月经周期的逐渐延长至4—5个月。经量多少不定，有时出血导致贫血甚至失血性休克。一般经过数年，最后排卵停止而闭经。有少数妇女月经周期和经期一直正常，经过几次逐渐经量减少突然停经，也有少数妇女突然发生停经。

围绝经期月经为什么越来越短了，可以用什么药物让月经周期变长吗

月经周期长度的改变体现了卵巢功能状态。随着年龄的增长，卵巢储备功能逐渐下降，月经会出现逐渐缩短。年轻月经周期28天左右，后来逐渐缩短，围绝经期有的妇女月经周期缩短至22—23天。月经期为什么会逐渐缩短呢？月经周期包括卵泡期、黄体期和排卵后。一般来说排卵后在14±2天来月经，所以黄体期时间相对固定。月经周期长短主要取决于卵泡期的长短。在一次月经周期的黄体萎缩后，雌、孕激素和抑制素A对FSH的抑制解除，FSH分泌开始增加，促进卵泡发育。实际卵泡的募集早在黄体晚期就已经开始。随着年龄的增长，卵巢储备功能逐渐下降，卵泡颗粒细胞分泌的抑制素A减少，黄体发育不良，黄体产生的雌、孕激素减少，减少程度与卵泡数减少一致，

与生育力下降的过程一致。过早减少的雌、孕激素和抑制素 A 减弱了对 FSH 的抑制作用，于是 FSH 就提前对卵泡产生募集作用，卵泡提前发育。围绝经妇女有时候在月经期就可以看到一个比较大的优势卵泡开始发育，卵泡期大大缩短，这样月经周期就明显缩短了。月经量会受很多因素的影响，如子宫内膜增厚、子宫肌瘤、子宫腺肌症等可能引起月经增多。人工流产、子宫内膜炎、子宫内膜结核等可导致宫腔粘连、子宫内膜变薄导致月经量少。因此在生殖衰老的过程中，相对于月经量的变化，月经周期更能作为评价衰老的主要指标。人工周期或避孕药物可以人为控制月经周期，使月经周期延长，但如果是属于正常月经，没有必要使用药物控制使月经周期延长。因为即使用药物使月经周期延长了，也不会从根本上解决卵巢功能下降的问题。但如果月经期进一步缩短，小于 21 天，甚至是 1 个月来 2 次月经，此时，就需要考虑为异常子宫出血，而并不是单纯的月经周期缩短。通过排卵监测及各方面的检查，排除病变，进行相应的异常子宫出血治疗。

月经量少了，反正不要生育，可以不管吗，能否用药物让月经来多一点预防衰老

随着年龄的增长，卵巢功能的下降，月经量会减少。在卵泡期、排卵前期及黄体期都产生雌激素促进子宫内膜生长，使子宫内膜增厚。在排除子宫内膜局部问题后，一般雌激素越多，子宫

内膜越厚，月经量就会越多。围绝经期卵巢功能下降，颗粒细胞产生雌激素减少，月经量会减少。月经量少的原因很多，如子宫内膜结核、子宫内膜炎症、人流后导致子宫内膜损伤及宫腔粘连等均可发生月经量减少，如果确定有排卵，月经量少又没有生育要求，可以观察，无须治疗。人工使用激素药物使子宫内膜增厚，发生月经量增多，实际上没有改变卵巢功能，不能预防卵巢衰老。不过在考虑月经量少之前要排除其他因素导致的少量阴道出血，不要误认为是月经量少。如甲状腺功能异常、多囊卵巢综合征、高雄激素、高催乳素血症等导致的少量阴道出血。

围绝经期月经 40 天准时来一次，为什么医生说不是月经呢

有时候规律的子宫出血不一定是月经。月经的形成必须有排卵，排卵后黄体期黄体产生孕激素促进子宫内膜转化，孕激素撤退后子宫内膜完整脱落形成月经。如果没有排卵，子宫内膜没有孕激素转化并形成撤退性出血，就没有月经。所以说出血是不是月经首先要看是否有排卵。如果不是月经，为什么会有规律出血呢？临床上子宫出血有 4 种可能：雌激素撤退性出血、雌激素突破性出血、孕激素撤退性出血和孕激素突破性出血。无排卵出现规律“月经”，一般考虑为雌激素撤退性出血。围绝经期卵巢功能不断衰退，卵巢中卵泡数目明显减少，剩余卵泡往往对垂体促性腺激素的反应低下，卵泡不能发育成

熟,因此卵巢无排卵,无黄体形成,孕激素水平低,不能发生孕激素撤退性出血(即月经)。卵巢内卵泡不断发育和退化,当雌激素刺激子宫内膜增值到一定厚度,如果此时有一批卵泡闭锁,雌激素突然下降,增厚的子宫内膜得不到雌激素支持,发生脱落,出现阴道出血。如果内膜脱落完整,临床上表现为规律的“月经”。

为什么围绝经期容易发生 AUB-O

围绝经期发生 AUB 除了跟其他年龄段有相同的病因外,还因为围绝经期子宫内膜病变发生率明显增高。围绝经期排卵障碍性阴道出血主要原因是卵巢功能不断衰退,卵泡近乎耗尽,剩余卵泡往往对垂体促性腺激素的反应低下,故雌激素分泌量锐减,以致促性腺激素水平升高,FSH 常比 LH 更高,不形成排卵前 LH 高峰,故不排卵,孕激素缺乏。在单纯雌激素作用下,子宫内膜间质缺乏孕激素作用导致子宫内膜组织脆弱容易自发破溃出血,由于雌激素波动,子宫内膜不规则和不完整脱落,子宫内膜再生和修复困难,临床表现为间断性或淋漓不净少量出血。子宫内膜破裂的毛细血管密度增加,小血管多处破裂缺乏螺旋化,收缩不力导致流血时间长,出血多,多处组织破损,子宫内膜纤容亢进,导致血管扩张,出血增加。这种出血机制为雌激素突破性出血。临床表现为月经周期长短不一,经期时间长短不一,月经量多少不定。另一种机制为雌激素撤退性出血。在单一雌激素持久刺激子宫内膜，使子宫内膜持续增生。当有一批卵泡闭锁，雌激素突然下降，增厚的子宫内膜得不到雌激素支持，发生脱落，出现阴道出血。如果内膜脱落完整，临床上表现为类似正常月经，如果子宫内膜厚，则较正常月经量多。

围绝经期月经失调可以不管吗，围绝经期 AUB-O 不治疗会变成癌症吗

围绝经期妇女发生月经失调，认为是正常的生理现象，过了围绝经期就自然好了，其实不然。围绝经期子宫出血的原因很多，首先应该去医院就诊，医生询问病史及进行相关检查，查找出血原因。围绝经是子宫内膜病变的高发年龄段，尤其需要排除子宫内膜病变，最后才可以考虑为月经失调。因为围绝经期可能要经历数年时间，周期不规则，经期长短不一，出血量多少不定，长期阴道出血可导致患者贫血甚至长期出现失血性休克，以及生殖道炎症的发生。而且长时间的 AUB-O 不治疗，子宫内膜可能发生病变。体内雌激素水平高低和持续时间长短及子宫内膜对雌激素反应不同，故发生不同程度的增生性改变，少数可呈萎缩性改变。(1)增值期子宫内膜。(2)子宫内膜增生症，包括不伴有不典型增生和不典型增生。①不伴有不典型增生，指子宫内膜腺体过度增生，但无明显的细胞不典型，包括既往的单纯性增生和复杂性增生。子宫内膜增生不伴有不典型增生 20 年内进展为子宫内膜癌的风险低于 5%，通过观察随诊，超过 80%

患者可以自动转归正常。②不典型增生即子宫内膜上皮内瘤变,指子宫内膜增生伴有细胞不典型,存在潜在恶性以及进展为癌的风险高,属于癌前病变。(3)萎缩性子宫内膜。所以围绝经期 AUB-O 患者应该积极正规治疗,以免延误病情发展为子宫内膜癌。

围绝经期 AUB-O 有哪些表现

AUB 是围绝经期的标志性事件。围绝经期 AUB-O 表现主要从月经的四要素方面表现出来。首先是月经周期的变化,月经周期长度变化是最主要的判断方法,如月经失去规律性,周期长短不一,从十几天至数月。经血量多少不等,可以是点滴出血,有些妇女仅有咖啡色分泌物,有些则继续大出血导致贫血,甚至失血性休克。患者出血期间无明显腹痛,若合并感染则可能出现腰酸、腹胀、腹痛等。出血量多,患者可能出现头晕、眼花、心慌、胸闷等不适症状,出血严重者可能出现晕倒等休克症状。

围绝经期“月经很规律”,每 40 多天来一次,还需要去医院吗

月经是指女性伴随卵巢周期性变化,卵巢排卵后形成黄体、

黄体生成产生孕激素、雌激素,孕激素、雌激素撤退后子宫内膜脱落产生月经。月经的前提是有排卵,只有排卵了才可以称之为月经。只有发生排卵,黄体产生了足够的孕激素才可以对子宫内膜起到转化作用,保护子宫内膜。以免子宫内膜因长期受雌激素作用而发生不同程度的增生,临床上会发生不规则阴道出血。最后发生子宫的内膜病变,最终发展为子宫内膜癌。月经正常周期为21—35天。围绝经期40天左右来一次"月经",属于异常子宫出血范畴,应该到医院就诊。在表现似正常月经的人中有1%—3%的人是无排卵的。首先要明确是否有排卵。只有排卵了才是真正的月经。监测排卵方法很多,可以采用监测体温、测排卵试纸及B超监测,月经第2—4天激素及甲状腺功能、泌乳素检查等。若是未发生排卵,子宫内膜长期在雌激素作用下增长,无孕激素转化,容易发生癌变。因此首先确定有无排卵尤其重要。若无排卵,应该使用周期孕激素撤退出血保护子宫内膜,以免发生子宫内膜病变。

卵巢功能下降了,女人就会变老,可以用什么方法让卵巢功能恢复吗

目前市场上有很多补品广告,宣传某些补品可以恢复卵巢功能,恢复月经,使女人变年轻。卵巢功能下降是一个逐渐进展的过程,卵巢功能与卵泡数量和质量息息相关。随着年龄的增长,妇女进入围绝经期后卵巢功能不断衰退,卵巢内卵母细胞

数量急剧减少，卵泡近乎耗近，剩余的卵泡往往对垂体促性腺激素的反应性低下，故雌激素释放减少。在临床上表现出一系列女人变老的症状。有些妇女服用补品后确实会出现阴道出血或出现一些变年轻的症状。其实卵巢功能是没有办法逆转的。补品之所以可以使妇女来“月经”，是因为补品内可能含有一定量的雌激素，人工补充了雌激素后替代了卵巢功能的缺失，促进子宫内膜生长导致出血。没有规范的量和时间控制，规范的体检，也没有孕激素的对抗保护子宫内膜等，容易发生并发症。尤其是进入绝经后，使用补品来“月经”了要警惕，使用补品，子宫内膜长期受雌激素刺激作用，没有孕激素对抗，不能转化子宫内膜，子宫内膜可能发生不同程度的增生导致异常子宫出血，甚至发生子宫内膜癌。

57 岁了，每年还能来 2 次月经，说明卵巢功能还很好吗

每年来两次月经是异常子宫出血，不属于正常月经。绝经年龄一般在 45—55 岁，57 岁已进入绝经年龄，反复阴道出血不能简单地误认为是卵巢功能好，可以产生足够的雌激素来月经，要警惕子宫内膜病变或其他因素导致的阴道出血，要通过病史及相关检查寻找出血原因。妇科检查排除其他部位出血，排除宫颈病变，确定出血来源于子宫。通过化验了解凝血功能、肝功能、激素情况，通过 B 超检查了解子宫及附件情况，是否有肿块，

子宫内膜厚度及是否均匀。建议行宫腔镜检查并取子宫内膜病理检查，排除子宫内膜病变。

45岁，月经10多天还没结束，月经期为什么要检查怀孕呢

绝经过渡期的女性要警惕意外怀孕。45岁，月经10多天还没结束，这不一定是月经，有可能是妊娠相关的出血，如流产、胚胎发育不良、异位妊娠等。绝经过渡期卵巢功能下降，生育力下降，月经周期变得不规则，但卵巢里的卵泡并未完全耗竭，仍有可能排卵，故存在妊娠的可能。但因卵巢功能下降，卵子质量较差，所以高龄孕妇容易发生早期流产、胚胎发育不良等。因此围绝经期异常子宫出血首先应该排除妊娠。由此可见，围绝经期女性应该做好有效的避孕措施，可使用避孕套，如果有宫内节育器，一般在末次月经后半年或绝经1年后再取环。

医生如何判断围绝经期AUB-O

患者来院主诉发现阴道出血后，医生将会详细询问病史，了解出血的具体情况及出血史及治疗情况，再对患者进行全身检查及妇科检查，根据出血情况完善相关的实验室检查：如血常规、甲状腺功能、人绒毛膜促性腺激素、凝血功能检查、明确排卵

情况，通过阴道超声检查、必要时行分段刮宫或宫腔镜去子宫内膜活组织检查，评估盆腔器官及子宫内膜。采用影像学技术和(或)组织病理学方法可以排除结构性病变。通过其他检查排除全身凝血相关疾病、子宫内膜局部异常、医源性及未分类(一些罕见的或原因不能者)等相关的异常子宫出血。最后方能诊断为围绝经期 AUB-O。

围绝经期异常子宫出血只需要看检查报告就可以判断是什么病吗

很多围绝经期异常子宫出血的患者既往有子宫肌瘤，医生告诉她子宫肌瘤有时候会引起月经量多或异常子宫出血，所以就认为这次出血可能是子宫肌瘤就引起的。来到医院后不好好跟医生阐述病情，就要求医生开一张 B 超单复查子宫肌瘤。有些患者通过手机即时通信工具或通过网络平台向医生咨询，往往简单发几张化验报告或检查报告，让医生仅凭化验报告诊断病情。其实要诊断某种疾病，询问患者病史及进行详细的体格检查非常重要。

医生在接诊患者时要详细询问病史并让患者进行全面的体格检查，随后再根据情况进行适当的实验室检查和辅助检查。围绝经期异常子宫出血患者首先应详细询问病史，病史应包含出血史及出血模式，出血是否有规律、量的情况，出血频率和出血量的病史以及持续的时间，以及治疗经过等，这些对于出血原因的诊断是至关重要的。是否使用可能影响出血的药物(包括中草药制剂),如华法林、肝素及其衍生物、避孕药、非甾体抗炎药(NSAID)及某些活血中药,甚至有些患者使用了含激素的补品或食物,而患者自己没有意识到,这些需要医生有意识地特别提醒。比如很多围绝经期妇女热衷于美容保健,不经意间口服某种补品或外用美容产品中可能就含有激素,甚至有些患者在服用抗凝药物。相关家族史(包括潜在的出血性疾病),患者年龄,月经史、婚育史及避孕措施,是否妊娠,是否有生殖器肿瘤、感染,以及血液系统、肝、肾、甲状腺等疾病史等,都是医生对病情做出正确判断的依据。体格检查应包括全身查体和妇科检查。全身查体包括身高、体重,是否有肥胖,面色情况,嘴唇色泽,甲状腺有无肿大、结节,腹部查体以及皮肤是否有出血点、青紫、瘀斑等。了解是否存在贫血、甲亢、甲减、全身出血性疾病等阳性体征。必须强调行妇科检查。有些患者觉得在月经期,不愿意要医生检查,一方面认为不好意思,另一方面觉得不卫生。有些妇女还特意等到出血停止后再来医院检查。实际上妇科检查尤其重要,通过妇科检查首先可以判断是阴道出血还是尿道或直肠出血。确定出血来自阴道后,由外向内详细检查,检查是否有阴道异物,阴道壁是否有裂伤或炎症,是否有肿块、赘生物及溃烂。宫颈是否有糜烂、增生,表面是否有出血,初步判断是否有宫颈病变,必要时行宫颈癌筛查。宫颈是否有息肉、尖锐湿疣等赘生物,是否有黏膜下肌瘤等。双合诊检查以评估子宫的大小、外形和质地,附件有无包块,排除因阴道、子宫颈或子宫结构性因素导致的出血等。因此,围绝经妇女出现异常阴道出血应该引起重视并及时到医院就诊，按照医生的医嘱正规检查和治疗。不能单单要求医生开一张B超单，B超显示未见异常就认为没有事了。

判断围绝经期AUB-O应该做哪些检查

诊断围绝经期AUB-O首先应详细询问病史和全面的体格检查，随后再根据情况进行适当的实验室检查和辅助检查。

1. **实验室检查应包括以下项目** ①通过血红细胞计数、血红蛋白、血小板计数、凝血功能检查了解患者贫血情况，了解凝血功能，排除血液系统疾病。②血、尿人绒毛膜促性腺激素(hCG)检查排除妊娠相关疾病：如早孕、流产、葡萄胎等。③甲状腺功能筛查了解甲状腺疾病情况(如甲亢、甲减)，肝功能检查了解肝功能是否异常。④血清激素测定：下次月经前约7日(相当于黄体中期)检测孕酮值，孕酮＜3 ng/L提示无排卵。于月经早卵泡期测定血清LH、FSH、PRL、E2、T、TSH水平，必要时行肾上腺激素检查，以排除其他内分泌疾病。⑤宫颈检查：检查宫颈是否有糜烂，必要时行宫颈HPV病毒检查和宫颈细胞学检查(TCT)，及宫颈活组织检查，排除宫颈病变。

2. **明确排卵情况** 基础体温测定(BBT)宫颈黏液结晶检查，月经前5—9天检测血清孕酮值，了解是否有排卵，必要时行B超监测排卵。

3. **评估盆腔器官及子宫内膜** 经阴道超声检查了解盆腔是

否存在器质性病变，如是否有卵巢肿块、子宫肌瘤、子宫腺肌症，了解子宫内膜情况，是否有子宫内膜息肉、黏膜下肌瘤、子宫内膜是否增厚、子宫内膜回声是否均匀等。

4. **诊断性刮宫术** 目的是急性止血和明确子宫内膜病理学诊断，既可以诊断，又可以治疗。长期无排卵可能是子宫内膜病变的诱发因素，特别是在围绝经期，长期无孕激素保护将可能引起子宫内膜病变，当药物止血效果不佳，疑有子宫内膜病变时，可行诊刮术，不仅以子宫内膜厚度为依据。

5. **宫腔镜检查** 可直视下观察宫颈管、子宫内膜病变如子宫内膜息肉、黏膜下肌瘤、子宫内膜癌等，直视下活检的诊断准确率显著高于盲取。

围绝经期 AUB-O 什么时候查性激素，需要急诊检查吗

围绝经期 AUB-O 不需要急诊行性激素检查。在急性出血时，往往来不及等待性激素报告结果，而且性激素的结果对治疗方案的选择没有很大的参考价值。AUB-O 的诊断主要是通过病史特点体格检查及其他辅助检查排除其他原因导致的子宫出血。按照 AUB-O 止血方法急性止血，周期管理月经，等待后期月经期的第 2—4 天再进行激素检查，这样检查的激素更能反映基础的激素情况。

围绝经期 AUB-O 使用子宫内膜脱落法，孕激素撤退性出血后测激素会有影响吗

在围绝经期异常子宫出血时经常会使用子宫内膜脱落法即药物性刮宫进行止血。那么使用孕激素后是否会对月经 2—4 天检查的激素数值产生影响呢。正常月经是指女性伴随卵巢周期性变化,发生排卵后黄体形成,黄体又分泌孕激素、雌激素,使子宫内膜发生分泌期改变,到了黄体晚期,黄体萎缩,孕激素雌激素下降,导致子宫内膜脱落出血,月经来潮。月经来潮主要是孕激素撤退引起的,一般黄体期持续 14±2 天。围绝经期 AUB-O 使用子宫内膜脱落法是使用生理剂量的孕激素,一般使用 10—14 天,然后停药,撤退后发生出血。人工使用的孕激素类似于生理剂量的孕激素,所以对性腺轴没有影响,对基础激素的检查结果也不会有影响。如果患者未发生排卵,停药一般 7 天内应该出现撤退性出血。如果在用药期间正好促进了排卵,则停药后需等待 14 天出现撤退性出血。如果无撤退性出血需再次排除妊娠。如果发生撤退性出血,则在月经期 2—4 天检查激素。

使用口服避孕药物后来月经检测激素会有影响吗

现在大家都知道来月经第 2—4 天检查激素可以了解卵巢功

能状态，有些患者非常迫切希望了解自己卵巢功能情况，在使用药物调整后第一次来月经就到医院抽血检查性激素。需要看看使用的性激素种类，如果是后半周期只用生理剂量的孕激素是可以的。如果使用的是口服避孕药物，则可能会影响检查结果。因为短效口服避孕药物的作用机制是通过抑制卵巢轴、抑制卵泡发育从而达到避孕作用。因此，避孕药物停药来月经检查的激素水平不能反映出患者的基础激素状态。建议间隔 3 个周期后再检查。

围绝经期异常子宫出血患者是不是都要先刮宫，先用性激素治疗是否会影响诊刮的病理检查结果

并非所有围绝经期异常子宫出血患者来院后就行刮宫(诊刮术)或宫腔镜检查。我国异常子宫出血诊断与治疗指南诊刮标准是:年龄大于 45 岁，长期不规则子宫出血，伴有子宫内膜癌的高危因素如高血压、肥胖、糖尿病等。阴道超声显示子宫内膜过度增厚、回声不均匀且药物治疗不显著者建议刮宫。从新指南可以看出，在没有器质性病变的患者，建议先行性激素治疗，效果不佳者才考虑刮宫。先短期使用性激素治疗，效果不佳再刮宫或宫腔镜，并取活组织进行病理检查。短期内使用孕激素或避孕药物不会造成有病变的子宫内膜逆转，不会对子宫内膜病理结果有影响。子宫内膜干细胞从基底膜增生至完全脱落，每周期 3 个月。子宫内膜病变一般需要治疗 3 个月后才有可能

转变,随访时间一般在3个月后。因此短期内(10余天内)使用性激素药物治疗不会使病变的子宫内膜漏诊,但会使子宫内膜出现分泌期改变或蜕膜样改变。

哪些月经失调的人需要刮宫或宫腔镜检查

刮宫术毕竟是有创操作,可能对患者造成一定的创伤,若反复刮宫可能发生很多并发症。因此对有指征患者方可进行刮宫术。哪些患者有必要行刮宫术呢?对年龄≥45岁、长期不规律子宫出血、有子宫内膜癌高危因素(如高血压、肥胖、糖尿病等)、B超检查提示子宫内膜过度增厚并且回声不均匀、药物治疗效果不满意者应行刮宫并行病理检查,以除外子宫内膜病变。宫腔镜直视下检查宫腔及子宫内膜,并取子宫内膜活检,可以提高诊断的准确性,有条件者推荐宫腔镜直视下活检。

围绝经期AUB-O容易与哪些疾病引起的出血混淆

要诊断排卵障碍性异常子宫出血,首先必须排除妊娠相关疾病、生殖器官器质性病变或全身性疾病导致的异常出血。①异位妊娠或妊娠并发症,如异位妊娠、流产、子宫复旧不良、胎盘残留、葡萄胎等。②生殖器官肿瘤,如子宫内膜癌、子宫颈癌、卵巢肿瘤、子宫肌瘤、子宫腺肌症、滋养细胞肿瘤等。③生殖器官感染，如急性或慢性子宫内膜炎、宫颈炎、阴道炎等。④生殖道损伤，如阴道裂伤、阴道异物。⑤医源性性激素类药物使用不当、宫内节育器或异物导致子宫不规则出血。⑥全身性疾病如血液病、肝肾功能异常、甲状腺功能亢进或减退等。

48 岁以前月经周期短、经期长、量多，最近好几个月都不来月经了，可以顺其自然等待绝经吗

从年龄来看，48 岁女性卵巢功能开始下降了，卵巢内卵泡数量急剧减少，残存的卵泡对垂体促性腺激素反应不敏感，雌激素不能形成排卵前高峰，不能排卵。子宫内膜无孕激素作用不能脱落形成月经，子宫内膜长期受雌激素刺激，没有孕激素转化容易发生子宫内膜病变。大部分围绝经妇女进入围绝经期阶段会出现月经紊乱，很少从规律月经直接进入绝经期。因此，围绝经期长时间不来月经不能简单地认为是进入绝经期而顺其自然，应该到医院就诊。首先排除妊娠，再检测孕酮值判断有无排卵，如果有排卵就等待自然来月经。如果没有排卵，子宫内膜缺乏雌激素作用，按照缺什么补充什么的原则，规律补充孕激素来月经。来月经第 2—4 天检查激素，判断卵巢功能、甲状腺功能及泌乳素检查。如果子宫内膜很薄，补充孕激素仍然不能来月经，围绝经期综合征表现比较明显者可以考虑使用雌孕激素补充治疗。

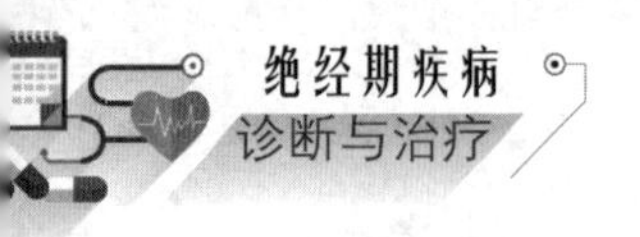

围绝经期 AUB-O 患者子宫内膜增厚药物治疗后为什么要在下次月经第 5 天复查子宫内膜

围绝经期 AUB-O 患者在雌激素长期刺激下，子宫内膜持续增生，没有孕激素的对抗，子宫内膜增厚并且容易发生子宫内膜病变。在使用子宫内膜脱落法或子宫内膜萎缩法后子宫内膜撤退性出血，子宫内膜彻底脱落。在月经的早卵泡期子宫内膜是最薄的时候，此时复查子宫内膜，更容易看到子宫内膜的厚度，没有增厚的子宫内膜干扰，可以了解子宫内膜是否均匀，子宫内膜是否有息肉或其他的占位等。如发现异常则行宫腔镜检查。因此在围绝经期 AUB 药物治疗后，在月经的早卵泡期复查 B 超了解子宫内膜情况，进一步排除其他原因导致的子宫出血，为是否需要进一步诊刮或宫腔镜提供依据，以免漏诊。

围绝经期 AUB-O 的治疗与青春期、育龄期相比有什么不一样?

围绝经期 AUB-O 患者来治疗院就诊的目的和诉求与青春期、生育期妇女不一样，其治疗原则也不一样。围绝经期的特点有:围绝经期子宫内膜病变风险高，无生育要求，距离绝经年龄近,血脂异常发生增加,相关疾病如冠心病等心脑血管疾病也开始多发,发生血栓风险也较高。因此,治疗原则是紧急止血,长期月经管理、调整月经周期,以免再发月经失调,预防子宫内膜病变,补充血容量抗贫血治疗等。主要以性激素治疗为主,出血期可以辅助止血药物和抗凝药物,促进止血。因年龄较大,所以在使用激素止血时注意血栓风险。若药物治疗失败、不能耐受药物治疗或可疑器质性病变时选择手术治疗。

围绝经期 AUB-O 急性止血方法有哪些

围绝经期 AUB-O 是因为子宫内膜长期在雌激素作用下发生持续增长,缺乏孕激素,不能使子宫内膜发生转化导致出血。大部分围绝经期 AUB-O 药物治疗效果好,临床以性激素药物止血为主。出血量少,尽量使用最低有效剂量止血;急性 AUB-O,患者大量出血性激素治疗要求 6 小时内见效,24—48 小时内出血基本停止。常用的激素止血方法有子宫内膜脱落法、子宫内膜萎缩法、COC。考虑到围绝经期血栓风险,可以同时使用药物辅助止血治疗,减少性激素使用量,达到快速止血目的。必要时采用手术止血治疗,如分段诊刮术、宫腔球囊压迫止血,血管栓塞术止血等。分段诊刮术应用较多,只有大出血危及生命急诊抢救时或不适合诊刮时才使用后面两种止血方法。

围绝经期 AUB-O 出血不多时如何止血

当患者一般情况好，生命体征平稳，阴道出血少，无贫血或轻度贫血（血红蛋白>80 g/L），可以采用孕激素子宫内膜脱落法止血。围绝经期 AUB-O 时因为卵巢功能下降，很多时间卵泡不能发生排卵，不能形成黄体，孕激素处于低水平，子宫内膜长期在雌激素作用下不断增生，缺乏孕激素转化而导致出血。使用足量的孕激素使雌激素作用下持续增生的子宫内膜转化为分泌期，停药后短期内会引起撤退性出血，称"子宫内膜脱落法"或"药物性刮宫"。因子宫内膜长时间受雌激素作用，子宫内膜可能较厚，孕激素撤退后子宫内膜脱落比较彻底，所有孕激素撤退出血时量可能较多。所以本身贫血较严重的患者不适合使用该种方法。常用孕激素有：地屈孕酮（达芙通）口服：10 mg/次，每日 2 次，连续服用 10 日；黄体酮针剂肌肉注射，每日 20—40 mg，持续使用 3—5 日；微粒化孕酮口服，每日 200—300 mg，持续服用 10—14 日；醋酸甲羟孕酮（安宫黄体酮）口服：每日 6—10 mg，持续服用 10 日。

围绝经期 AUB-O 出血急、出血多时如何快速止血

当围绝经期急性重症出血、阴道流血较大、血色素较低者

(血红蛋白小于 80 g/L),患者一般情况差者,可采用孕激素子宫内膜萎缩法。这种方法的原理是通过大量高效合成孕激素抑制 HPO 轴,抑制子宫内膜增生,使内膜同步性分泌化而止血,孕激素继续持续作用则使内膜由分泌向萎缩转变,停药后出现集中性撤退性出血。使用初始剂量应大,血止后可以逐步减量至维持剂量。逐渐减量至维持剂量共服 22 日或血色素正常为止,停药 3—7 日发生撤退性出血。常用药物有:炔诺酮(妇康片)口服:首次剂量 5 mg,根据出血量多少每 12 小时或每 8 小时口服一次,血止后继续原来剂量口服药物,3 日后递减 1/3 量,每 3 日递减,直至维持量每日 2.5—5 mg。甲羟孕酮(安宫黄体酮)口服:首次剂量 10—20 mg,每 8 小时一次,减量方法同上,直至维持量每日 10 mg。左炔诺孕酮片口服:首次剂量 0.75 mg,每 12 小时一次,血止后减量至 0.75 mg/日,共服 22 日。大量高效孕激素仍有导致血栓的风险,尤其在围绝经期年龄,更要注意血栓风险。

围绝经期 AUB-O 患者,已经结扎了,为什么用避孕药

复方短效口服避孕药是含有高效雌激素和孕激素、用来控制生育的复合甾体激素制剂。除了可以用来避孕,还可以用于急性止血,止血效果好、速度快、使用方便。在较严重的出血情况下,为了快速止血,可使用复方短效口服避孕药。低剂量雌激素可诱导孕酮受体的产生,加强孕激素的作用,止血原理似内膜萎缩法。使

用方法：首次剂量1片，根据出血量及速度使用频率为每8小时一次或每12小时一次，血止3日后逐渐减量至1片/日。维持至血色素正常为止。考虑围绝经期血栓风险，故不作为首选药物，使用时应排除禁忌证，即使使用也应慎重，尽量选择最低有效剂量。

围绝经期 AUB-O 的手术止血方法有哪些？

围绝经期 AUB-O 出血速度快、量多，需要快速止血时，可以采用手术止血。最常用的方法是分段刮宫术。分段刮宫术可迅速止血，同时行子宫内膜病理检查。但避免反复使用，短期内已行刮宫术排除子宫内膜病变者，应尽量避免再次刮宫。急性大出血抢救生命时可采用子宫球囊压迫术，球囊内注入5—10 ml 生理盐水压迫球囊止血。必要时采用子宫动脉栓塞术栓塞供应子宫的动脉分支进行止血。若条件允许，为了提高诊断的准确率，可在宫腔镜直视下行刮宫术取内膜活检。

围绝经期异常子宫出血刮宫术后仍有出血怎么办

围绝经期异常子宫出血急性刮宫术可以刮出子宫内膜，一方面可以起到快速止血目的，另外可以取组织行病理学检查排除子宫内膜病变。围绝经期妇女是子宫内膜病变发病的高风险年龄段，因此分段刮宫术在临床上普遍使用。但在临床上常常出现刮宫后仍有阴道出血，虽然量较前明显减少，但对于血色素过低患者仍然是非常不利的。为什么刮宫后仍然会出血呢？因为临床上刮宫术很难刮出全部的子宫内膜，大约60%的标本取样不到宫腔内膜的一半，没有刮除干净的内膜创面会继续出血。如果出血量很少，可以辅助止血药物止血如妥塞敏，在后半周期使用孕激素使子宫内膜转化，共使用12—14天。对有些月经出血较多或月经频发的患者往往不能等待月经期第15天就开始出血，因此可以在月经期第5天就开始予以孕激素或短效口服避孕药物全周期治疗，连续21天或待血红蛋白正常后停药来月经。对于患者一般情况较差，出血量很多的患者，可以在纠正贫血同时使用孕激素内膜萎缩法止血或短效口服避孕药物全周期治疗，连续21天或待血红蛋白正常后停药来月经。注意撤退后出血量。撤退出血干净后复查B超，了解子宫内膜厚度及子宫内膜是否均匀，如有异常则行宫腔镜进一步检查。根据子宫内膜病理情况，进行长期管理。在急性止血后根据患者情况继续使用2—3个月孕激素全周期治疗后(或短效口服避孕药)再改为孕激素后半周期治疗，进一步调整月经周期，预防复发。

除性激素外还有哪些方法可以辅助治疗围绝经期AUB-O

在急性大出血时，为了尽快止血，可能要用到较大剂量的性激素。性激素剂量增大就增加了血栓的风险，随着年龄的增加，

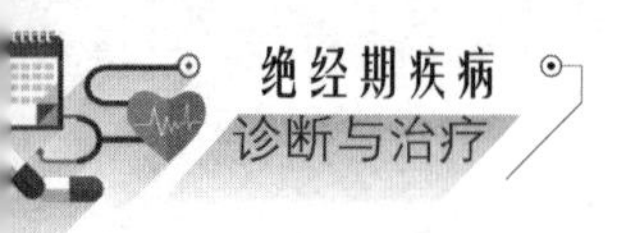

围绝经期血栓的风险进一步增大。为了减少性激素用量,减少不良反应,同时尽快止血,可以配合使用其他药物辅助性激素止血。常用的一般止血治疗的药物有抗纤容药物和促凝药物,如氨甲环酸静脉滴注,可以显著减少出血量,每次 0.25—0.5 g,每日 3—4 次;口服酚磺乙胺、维生素 K、巴曲酶等,每次 500 mg,3 次/日。出血严重可补充凝血酶原复合、纤维蛋白原、血小板、新鲜冰冻血浆等。纠正贫血,口服抗贫血药物,贫血严重甚至失血性休克可输红细胞。另外出血时间长、贫血严重机体抵抗力下降可增加感染机会,故必要时使用抗生素预防感染。为了增强机体抵抗力,患者还应加强营养,增加优质蛋白质的摄入。

围绝经期 AUB-O 急诊止血后疾病就痊愈了吗

围绝经期 AUB-O 患者急诊止血后,疾病并没有痊愈,还需要进一步规范化管理。不然会反复发生异常子宫出血,长期淋漓不净出血会发生生殖系统炎症,出现贫血甚至失血性休克,反复抢救输血等,给患者造成身体、精神上的痛苦及经济上的压力。围绝经期女性月经紊乱是因卵巢功能减退,无排卵或稀发排卵。雌激素占优势,孕激素处于低水平,相对不足,因此不会发生规律的孕激素撤退,子宫内膜脱落性出血。从而发生反复无规则阴道出血。一次刮宫只能当时起到止血作用,经过一段时间的雌激素刺激后,子宫内膜再次发生增生出血。因此围绝经期 AUB-O 血止之后,必须规范化管理,调整月经周期,防止再次出血和子宫内膜病变。

围绝经期 AUB-O 血止后长期管理的方法有哪些，如何选择

围绝经期 AUB-O 急性止血后应该予以规范化管理，我们常用的方法有以下几种。首先常用的方法是孕激素后半周期法。围绝经期 AUB-O 相对缺乏孕激素，该法是模拟自然月经周期，在月经后半周期使用天然的孕激素保护子宫内膜发生撤退性出血。若孕激素后半周期治疗效果欠佳，可以使用孕激素全周期，即从月经的第 5 天开始用药，持续 20 天，加强对子宫内膜转化作用。左炔诺孕酮功能缓释系统(曼月乐)可以长期有效保护子宫内膜，还可以安全有效避孕，不良反应少，起到长期、安全、简便、经济的管理效果，围绝经期 AUB-O 患者尤为适用。尤其对于某些慢性疾病不适合口服药物者，短效口服避孕药可以起到调整月经周期、减少出血量、保护子宫内膜和避孕作用，但围绝经期妇女要慎用，注意禁忌证，避免血栓的发生。

围绝经期 AUB-O 孕激素后半周期疗法如何用药

围绝经期 AUB-O 孕激素后半周期疗法于撤退性出血第 15 天起使用，连续使用 10—14 天，常用药物有：地屈孕酮 10—20 mg/d；甲羟孕酮 6—10 mg/d；黄体酮 200—300 mg/d。酌情

应用3—6个周期。若仍有不规则出血，需长期管理，定期撤退出血，直至使用孕激素不能撤退出血、自然绝经为止。对于月经量多的患者不适合使用该种方法。若使用后半周期仍然不能控制月经周期则改用其他方法。

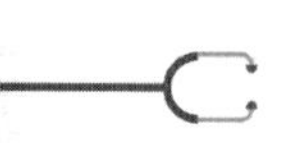

围绝经期月经失调，每次用5天黄体酮就可以来月经了，为什么医生每个月要用12天呢

围绝经期月经失调使用孕激素调整月经周期时，应该给足药物剂量和使用天数。围绝经期AUB-O是因为卵巢功能下降，不能发生排卵，不能形成黄体，孕激素处于低水平，子宫内膜长期在雌激素作用下不断增生，缺乏孕激素转化而导致出血，子宫内膜长期在雌激素刺激下容易发生增生甚至发展为子宫内膜癌。为了预防出血和保护子宫内膜，必须使用足量的孕激素使雌激素作用下持续增生的子宫内膜转化为分泌期，周期脱落出血。后半周期孕激素保护子宫内膜是模仿生理月经周期的黄体期，一般12—14天。虽然每周期使用5天孕激素可以规律来月经，但因时间不足，则起不到充分保护子宫内膜、预防子宫内膜病变的作用。孕激素使用时间，每周期使用7天，子宫内膜癌发病率为3%—5%，使用10天发生率为2%，使用大于12天则与子宫内膜癌发生关系不密切。因此，围绝经期月经失调使用孕激素调整月经周期时，不能只用5天规律来月经就可以，而是应该使用足量、足够时间预防子宫内膜病变。

围绝经期 AUB-O 患者使用孕激素后半周期调整月经周期后仍然出现月经失调怎么办

围绝经期 AUB-O 患者因为缺乏孕激素,所以刮宫后会出现反复出血。为了预防再次出血,在刮宫术后往往会采取后半周期孕激素调整月经。但有些患者在后半周期使用孕激素时发生再次出血不止,有些患者在孕激素撤退后月经量大,或者还没有到后半周期又开始出血,可以在口服孕激素同时使用一些对症的止血药物。此时可以考虑改用孕激素全周期疗法,从月经第 5 天开始使用孕激素,连续使用 21 天。可以起到更好的控制月经周期作用。在正常月经周期中,卵泡早期卵巢内小卵泡开始慢慢长大,雌激素增高,形成正反馈,然后排卵形成月经。而在围绝经期,在早卵泡期往往就有一个大卵泡形成。因此在月经第 5 天就开始使用孕激素,不但可以抑制子宫内膜增生,还可以通过负反馈抑制中枢,抑制卵泡发育。这样更有利于控制月经周期。减少围绝经期 AUB-O 的发生,预防子宫内膜病变。

为什么围绝经期异常子宫出血刮宫加取环后又建议上环

围绝经期异常子宫出血刮宫加取环术可以在大出血时起到

快速止血的作用,同时取子宫内膜病理检查排除子宫内膜病变。那为什么又要让患者再上环(曼月乐环)呢?围绝经期 AUB-O 患者因卵巢功能储备功能下降,无排卵导致孕激素不足,引起异常子宫出血。所以患者刮宫术后很快会再次反复发生出血,需要长期管理,以免再次发生异常子宫出血,以孕激素作用为主。但存在的矛盾是,围绝经期与青春期和育龄期相比较,血栓发生风险明显增高。血脂异常发生增加,相关疾病如冠心病等心脑血管疾病也开始多发,口服孕激素需要经过肝首过效应,生物利用度低,需要使用足剂量足疗程才可以使子宫内膜发生转化,肝脏负荷增大。曼月乐环是宫内节育器,内含高效孕激素左炔诺孕酮,在宫腔内可以直接作用在子宫内膜上,每日宫内局部释放左炔诺孕酮 20 μg 就可以保护子宫内膜,很少释放入血。与口服孕激素相比,血栓风险明显降低,肝肾功能的影响也明显减少。同时能在宫腔内局部抑制子宫内膜生长,减少经量 80%—90%,甚至出现闭经。有效期 5 年,对阴道出血多、病程长、预防不排卵导致的子宫内膜增生、无生育要求的围绝经期患者尤其适用。可达到长期管理的效果,可作为围绝经期患者的长期、安全、简便的选择。曼月乐使用过程中会出现不规则点滴出血,使用前需告知患者增强依从性。

围绝经期妇女月经失调并有潮热、出汗症状,还希望能按时规律来月经怎么办

围绝经期早期卵巢功能下降,不能排卵,以孕激素相对不足

为主，雌激素低下症状不明显。随着年龄增长，卵巢功能进一步下降，开始出现雌激素下降明显，围绝经期妇女潮热、出汗等症状明显。患者雌激素低下，单独使用孕激素撤退症状不能改善，而且不能来月经。有些患者希望来月经，此时可以改用雌、孕激素序贯治疗，常用补佳乐配合黄体酮或地屈孕酮。但两种药物配合使用不方便，平时使用时容易漏服或错服。临床有比较方便的复合制剂：常见制剂雌二醇/雌二醇地屈孕酮片，共 28 片，前 14 片含雌二醇，后 14 片含雌二醇和 10 mg 地屈孕酮，根据雌二醇含量分为 1/10(含雌二醇 1 mg)和 2/10(含雌二醇 2 mg)2 种。接近绝经年龄多使用含雌二醇 1 mg 的剂量，尽量减少不良反应。

反复出现月经前或月经后少量阴道出血、淋漓不净怎么办

月经前或月经后少量阴道出血、淋漓不净，首先需要排除了器质性病变后，再考虑是否为月经，即有排卵性异常子宫出血。怎样判断是否为月经呢？我们可以通过 B 超监测排卵，孕酮检查看是否有增高，体温的监测等来判断排卵情况。确定有排卵后，若出血发生在月经期前后可能为黄体功能不足，如果在月经期后少量点滴出血，可能为黄体萎缩不全所致。围绝经期妇女无生育需求，可以使用后半周期孕激素补充治疗。

围绝经期异常子宫出血一定要取环吗

围绝经期异常子宫出血患者首先是要排除其他原因引起的出血方可诊断。当围绝经期异常子宫出血同时有宫内节育器，那么是否需要取环呢？如果患者从上环后持续出现异常阴道出血，可能与局部的前列腺素生成过多或纤容亢进有关，这种出血一般多发生在上环后3个月内，不建议立即取环，建议先对症治疗观察。若上环几年了，既往月经周期规则，近期出现月经失调。排除其他原因后则考虑可能为围绝经期AUB-O所致。首先按照异常子宫出血指南判断是否有刮宫指征，若无刮宫指征则先按照AUB-O进行药物治疗，效果不佳再进行刮宫加取环。因为围绝经期仍有妊娠可能，取环后给患者避孕带来不便，可能需要再次上环。

放置曼月乐不来月经了，是不是提前衰老了

曼月乐是宫内节育器，内含高效孕激素左炔诺孕酮，在宫腔内可以直接作用在子宫内膜上，每日宫内局部释放左炔诺孕酮20 μg释放入血，一般不会影响性腺轴、影响排卵。曼月乐的作用原理是高效左炔诺孕酮局部作用于子宫内膜，使子宫内膜间质蜕膜化，腺体萎缩而发生闭经。临床上表现为月经淋漓不净，持续时间长，或不规则点滴出血。使用曼月乐3个月后月经量减

少 86%，使用 1 年后月经量可以减少 97%，闭经发生率 17%，使用 5 年闭经发生率为 27%。曼月乐的作用原理是高效左炔诺孕酮局部作用于子宫内膜，使子宫内膜间质蜕膜化，腺体萎缩而发生闭经。因此使用曼月乐的闭经是左炔诺孕酮局部作用子宫内膜的结果，与卵巢功能没有关系，不影响排卵，也不会使卵巢功能衰竭导致衰老。曼月乐取出后可以恢复月经。

围绝经期 AUB-O 可以切除子宫内膜吗

大部分围绝经期 AUB-O 用药物治疗效果比较理想。但有少数患者对于药物治疗效果不佳，反复出血。有些围绝经期妇女同时合并有其他疾病，如血栓性疾病、严重肝肾功能异常、心脏病、糖尿病、血液病、激素相关性肿瘤等不宜长期用药，无生育要求，或无条件长期随访的患者，在与患者及家属充分告知后，患者和家属充分了解病情，并了解所有可行的药物治疗方案后仍选择手术者，可行手术治疗。理论上认为，行子宫内膜切除术后，没有子宫内膜，就不会有子宫内膜增生，也不会有排卵障碍性异常子宫出血。实际上，各种去除子宫内膜的方法都不能保证去除所有的内膜病灶，反而因为子宫内膜完整性和持续的破坏可能致宫腔粘连，妨碍子宫内膜组织病理学监测，对未来的随访造成障碍，导致随访时可能因子宫内膜增生或子宫内膜癌病灶隐藏于粘连带后而漏诊，所以建议行子宫切除术。

绝经泌尿生殖综合征的诊断和治疗

什么是绝经泌尿生殖综合征

绝经泌尿生殖综合征(Genitourinary Syndrome of Menopause, GSM):是指一系列与雌激素和其他性类固醇激素水平减少相关的外阴、阴道、尿道和膀胱的症状与体征。包括外阴生殖道症状,与性生活有关的症状和泌尿道症状。

为什么会得绝经泌尿生殖综合征

绝经后卵巢功能下降,雌激素的减少和缺失是绝经泌尿生殖综合征发生的根本原因。

1. 生殖和泌尿系统的胚胎起源为泌尿生殖窦,是性激素的靶器官。外阴、阴道、尿道黏膜、肌肉和盆底组织等均有雌激素受体。

2. 绝经前,外阴阴道受内源性雌激素(女性卵巢每月分泌雌激素和孕激素)的影响,外阴阴道的表面皱褶厚,血流丰富、润滑。同时,雌激素作用下的阴道上皮富于糖原,可降解为葡萄糖;阴道内的乳酸杆菌代谢葡萄糖,产生乳酸,形成阴道酸性环境。绝经前女性,阴道酸性环境是非特异性防御病原体的一个重要组成部分。

3. 绝经后妇女体内雌激素水平低下，外阴阴道胶原纤维肿胀、融和、透明样变，弹力纤维断裂，弹性下降，皱褶减少，黏膜苍白，甚至有点、片状出血点。阴道壁的血管分布逐渐减少，导致阴道腔变短、变窄，伸展性差。阴道分泌物减少，润滑差。富于糖原的表层细胞缺乏，阴道 pH 值升高，防御机制减退。尿道黏膜上皮也发生相应萎缩。绝经后雄激素水平低下，导致性欲降低，性生活减少，也加快了泌尿生殖道的萎缩。

绝经泌尿生殖综合征的发病率高吗

泌尿生殖道萎缩症状在围绝经期即可出现，但常见于绝经5—10年内的妇女。约15%的围绝经期妇女、50%以上的绝经后妇女有泌尿生殖道综合征症状(最初多表现为性生活分泌物减少，性生活干涩，疼痛。后期有尿路感染症状、阴道炎症状等)，发病率还是很高的。因为以前对该疾病的认识不足，导致很多患者没来专业的科室就诊，对症治疗后症状反复发作，影响了患者的心情和生活，降低了患者的生活质量。

绝经泌尿生殖综合征的症状有哪些

1. **生殖系统症状**　外阴、阴道干涩，瘙痒，疼痛，烧灼感。

2. **与性有关症状** 性欲减退、性唤醒障碍、性交困难、性交疼痛。

3. **泌尿系统症状** 尿频、尿急、尿痛、尿失禁、反复泌尿系感染。随着尿道组织不断萎缩和退化，会出现泌尿道相关症状。尿频：排尿次数过于频繁，日间≥8次，夜间≥2次，每次尿量<200 ml。尿急：突发、强烈的排尿欲望、很难被主观抑制而延迟排尿。尿痛：排尿时会出现阴部烧灼、疼痛和不适。尿失禁：当大笑或者喷嚏时，尿液不受控制地自主流出。

泌尿生殖综合征的体征有哪些

泌尿生殖道萎缩的体征有：阴阜、大阴唇皮下脂肪变薄，小阴唇萎缩；部分妇女阴道口缩小；阴道黏膜萎缩，表现为苍白、平滑、发亮而缺乏水分，若继续发炎，则表现为充血、点或片状出血少量血性白带甚至脓性白带；宫颈、宫体也发生相应萎缩。尿道口与耻骨联合的角度缩小至90°，导致排尿不适和次数增多。

阴道健康项目评分（表1）可以用来评估泌尿生殖道萎缩的程度。

表1 阴道健康项目评分

分数	弹性	分泌物性状	pH酸碱度	黏膜上皮	湿润度
1	无	无	6.1	未接触即有出血	干，黏膜红
2	差	少，稀薄，色黄	5.6—6.0	轻触后出血	干，黏膜不红

（续表）

分数	弹性	分泌物性状	pH 酸碱度	黏膜上皮	湿润度
3	一般	略少,稀薄,色白	5.1—5.5	擦后出血	轻微湿润
4	好	中等量,稀薄,色白	4.7—5.0	不易破损,但黏膜薄	中度湿润
5	很好	正常(色白,絮凝状)	4.6	黏膜正常	正常

注:分数越低,提示泌尿生殖道萎缩越严重。

GSM 应与哪些疾病鉴别

GSM 应与外阴阴道感染性疾病(如外阴阴道假丝酵母菌病、细菌性阴道病、滴虫性阴道等);皮肤刺激性改变(如接触性皮炎、尿液刺激等);外阴阴道皮肤病(如萎缩性硬化性苔藓、糜烂性扁平苔藓等)等区别。结合患者的病史、症状和体格检查,可以做出 GSM 的诊断。

如何治疗或改善 GSM 症状

1. 以 GSM 为主的绝经后妇女,若无绝经激素治疗禁忌证,首选阴道局部雌激素治疗。若有绝经激素治疗禁忌证而有生殖泌尿道萎缩症状,首选润滑剂和湿润剂治疗,若无效,可以短期使用阴道局部雌激素治疗。

2. 全身症状明显同时合并 GSM 者,系统检查后合理选择绝经激素治疗可使 GSM 得到缓解。

3. 阴道局部雌激素治疗可减少复发性尿路感染的次数，而且对改善尿急、尿频症状为主的膀胱过度症活动有优势。

经阴道雌激素治疗 GSM 的原理是什么

因为雌激素的减少或缺乏是引起 GSM 的原因。所以，局部问题，局部用药，经阴道应用雌激素对 GSM 最有效。

有子宫肌瘤患者，出现 GSM，可以阴道局部雌激素治疗吗

对患子宫肌瘤合并 GSM，局部阴道雌激素短时间内补充是安全的。

有乳腺良性疾病，出现 GSM，可以阴道局部雌激素治疗吗

可以的。乳腺良性疾病的患者合并 GSM，局部阴道雌激素补充是安全的。乳腺癌患者禁忌使用。

阴道局部雌激素治疗需要用多长时间

原则上持续使用才能维持疗效。

阴道局部雌激素的应用：1 次/天，连续使用 20 天，症状缓解后改为 2 次/周。短期(3—6 个月)局部应用雌激素阴道制剂，无需加用孕激素，但缺乏超过 1 年使用的安全性数据，长期使用者应监测子宫内膜。

除药物治疗外，还有哪些方法可以改善雌激素缺乏导致的泌尿生殖道症状

首先，要尽量保持规律的性生活，这是延缓外阴阴道萎缩的最佳方法。其次，性生活的干涩和疼痛，可以选用阴道润滑剂和保湿剂加以改善。饮食上，适当多进食大豆、豆腐、豆浆等富含植物雌激素食物，但不建议服用所谓“植物雌激素”的保健品。平时还要注意进行盆底功能的锻炼，如凯格尔运动(也叫缩肛运动)。

出现 GSM 症状，忍一忍会好吗

不会。大量研究表明绝经后泌尿生殖系统的症状是进行性

发展的，如不加干预，很难自愈。尤其是外阴阴道萎缩症状，该症状会影夫妻性生活质量，女性自身也容易感染阴道炎，尿道炎，从而影响生活的质量。

出现GSM症状，应该去哪个科室就诊呢

妇科门诊或者更年期的专科门诊。

如何预防或者尽量延缓GSM症状的出现

尽量保护好卵巢功能（如：定期妇科体检，健康饮食和运动，规律作息，不过度熬夜，不随意过度减重，保持规律的性生活等）。

绝经期激素治疗

什么是绝经激素治疗

女性进入绝经期之后,因卵巢功能的衰退,会出现多种绝经相关症状、组织萎缩、机体退化和代谢功能紊乱,导致一系列身心健康问题,除了通过饮食、运动生活方式的管理外,对合适的人群可以通过补充激素治疗来缓解这些症状,提高和改善生活质量。多年临床实践和研究已证实,科学应用绝经激素治疗(Menopausal Hormone Therapy, MHT)不仅可以有效缓解绝经相关症状,在绝经早期使用还可在一定程度上预防老年慢性疾病的发生。但是需要强调的是绝经激素治疗是一种医疗措施,应用绝经激素治疗必须规范化。规范进行绝经激素治疗,可以保证在安全的前提下,获得最大的获益风险比。

绝经激素治疗包括哪些药物

1. 常用口服药物

(1) 雌激素:推荐天然雌激素如17β雌二醇、戊酸雌二醇、结合雌激素。

(2) 孕激素:①天然孕激素如微粒化黄体酮。②合成孕激素如地屈孕酮、17a 羟孕酮衍生物(如醋酸甲羟孕酮 MPA)、19-去甲睾酮衍生物(如炔诺酮、醋酸炔诺酮、左炔诺孕酮、地诺孕素)、19-去甲孕酮衍生物(如诺美孕酮)、螺内酯衍生物(如屈螺酮)等。地屈孕酮是最接近天然的孕激素,对乳腺刺激较小。屈螺酮具有较强的抗盐皮质激素的作用和一定的抗雄激素作用。推荐应用天然雌激素、天然或最接近天然的孕激素。

(3) 雌、孕激素复方制剂:①雌、孕激素序贯制剂。雌二醇/雌二醇地屈孕酮片:每盒 28 片,前 14 片仅含雌二醇,后 14 片每片含雌二醇及 10 mg 地屈孕酮,因雌二醇含量不同分为两种剂型,1/10 和 2/10 剂型,1/10 剂型中每片含 1 mg 雌二醇,2/10 剂型中每片含 2 mg 雌二醇;戊酸雌二醇/戊酸雌二醇醋酸环丙孕酮片:每盒 21 片,前 11 片每片含 2 mg 戊酸雌二醇,后 10 片每片含2 mg 戊酸雌二醇及 1 mg 醋酸环丙孕酮。②雌、孕激素连续联合制剂。雌二醇/屈螺酮片:每盒 28 片,每片含雌二醇 1 mg 和屈螺酮片 2 mg。

(4) 替勃龙:替勃龙的有效成分为 7-甲基-异炔诺酮,属于组织选择性雌激素活性调节剂,2.5 mg/片。口服后在体内代谢后产生较弱雌激素、孕激素和雄激素活性,对情绪低落和性欲低下有较好的效果,不增加乳腺密度。

2. 常用非口服药物

(1) 经皮雌激素:雌二醇凝胶,每 2.5 g 凝胶含雌二醇 1.5 mg,每天皮肤涂抹;半水合雌二醇皮贴,每贴每天释放 17B 雌二醇 50 μg,每周更换 1 次。雌激素经皮给药避免了口服的肝脏首过效应，减少了对肝脏合成蛋白质及凝血因子生成的影响。相对于口服雌激素，经皮雌激素的静脉血栓、心血管事件、胆囊疾病的风险显著降低，改善性欲效果更优。

(2) 经阴道雌激素：雌三醇乳膏，每克乳膏含雌三醇 1 mg；普罗雌烯阴道胶丸，每粒含普罗雌烯 10 mg；氯喹那多—普罗雌烯阴道片，每片含普罗雌烯 10 mg 和氯喹那多 200 mg；结合雌激素软膏，每克软膏含结合雌激素 0.625 mg。雌三醇对子宫内膜刺激小，对血雌二醇几乎无影响；普罗雌烯属于严格局部作用的雌激素，不吸收入血，不刺激子宫内膜增生；结合雌激素可轻度升高血雌二醇水平，对子宫内膜的作用也为轻度。

(3) 左炔诺孕酮宫内缓释系统(LNG-IUS)：含 LNG 52 mg，每天向宫腔释放 LNG 20 μg，维持 5 年。LNG 使子宫内膜腺体萎缩、间质蜕膜化、内膜变薄，可预防和治疗子宫内膜增生，也可用于 MHT 的子宫内膜保护。

绝经激素治疗具体方案有哪些

1. *单孕激素补充方案* 适用于绝经过渡早期，调整卵巢功能衰退过程中的月经紊乱。

(1) 口服：地屈孕酮 10—20 mg/d 或微粒化黄体酮 200—300 mg/d 或醋酸甲羟孕酮(MPA)4—6 mg/d，于月经或撤退性出血的第 14 天起，使用 10—14 天。

(2) 宫腔内放置：LNG-IUS，尤其适合有子宫内膜增生的

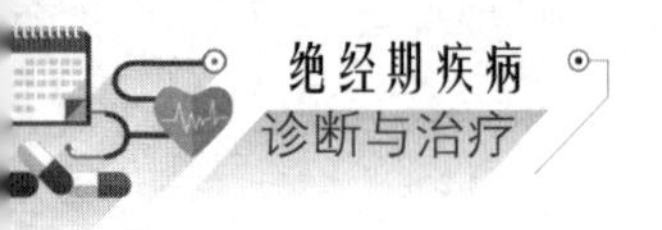

患者。

2. 单雌激素补充方案　适用于子宫已切除的妇女，通常连续应用。

(1) 口服：戊酸雌二醇 0.5—2 mg/d 或 17B 雌二醇 1—2 mg/d或结合雌激素 0.3—0.625 mg/d。

(2) 经皮：半水合雌二醇贴每 7 天 0.5—1 贴；或雌二醇凝胶每天 0.5—1 计量尺，涂抹于手臂、大腿、臀部等处的皮肤(避开乳房和会阴)。

3. 雌孕激素序贯方案　适用于有完整子宫、围绝经期或绝经后仍希望有月经样出血的妇女。

(1) 连续序贯方案：在治疗过程中每天均用药。可采用连续序贯复方制剂，如雌二醇/雌二醇地屈孕酮片(1/10 或 2/10 剂型)1 片/天，共 28 天；也可连续口服或经皮雌激素 28 天，后 10—14 天加用孕激素。

(2) 周期序贯方案：在治疗过程每周期有 3—7 天不用任何药物。可采用周期序贯复方制剂，如戊酸雌二醇片/戊酸雌二醇醋酸环丙孕酮片，1 片/天，共 21 天；也可采用连续口服或经皮雌激素 21—25 天，后 10—14 天加用孕激素，然后停药 3—7 天，再开始下一周期。

4. 雌孕激素连续联合方案　适用于有完整子宫、绝经后不希望有月经样出血的妇女。可采用每天雌激素(口服或经皮途径)＋孕激素，连续给药；也可采用复方制剂如雌二醇/屈螺酮片 1 片/天，连续给药。

5. 替勃龙　1.25—2.5 mg/天，连续应用。

6. **阴道局部雌激素应用** 可使用雌三醇乳膏、普罗雌烯阴道胶丸或霜、结合雌激素软膏,1次/天,连续2周,症状缓解后改为2次/周。短期(3—6个月)局部应用雌激素阴道制剂,无需加用孕激素,但缺乏超过一年使用的安全数据,长期使用者应监测子宫内膜。

绝经激素治疗适应证有哪些

不同年龄女性启动MHT的获益不同,推荐在卵巢功能衰退后尽早启动MHT。对于POI患者,只要无禁忌证,建议行MHT。MHT的适应证包括:

1. **绝经相关症状**:月经紊乱、潮热、多汗、睡眠障碍、疲倦、情绪障碍(如易激动、烦躁、焦虑、紧张、低落)等。

2. **生殖泌尿道萎缩的相关问题(包括GSM)**:阴道干涩,外阴、阴道疼痛,瘙痒,性交痛,反复发作的萎缩性阴道炎,反复下尿路感染,夜尿、尿频、尿急等。

3. **低骨量及骨质疏松症**:存在骨质疏松症的危险因素及绝经后骨质疏松症。MHT可作为预防年龄<60岁及绝经10年内女性骨质疏松性骨折的一线方案选择。

哪些情况是绝经激素治疗的禁忌证

1. 已知或可疑妊娠。

2. 原因不明的阴道流血。

3. 已知或可疑患有乳腺癌。

4. 已知或可疑患有性激素依赖性恶性肿瘤。

5. 最近6个月内患有活动性静脉或动脉血栓栓塞性疾病。

6. 严重肝肾功能不全。

7. 血卟啉症、耳硬化症。

8. 现患脑膜瘤(禁用孕激素)。

子宫有肌瘤的可以绝经激素治疗吗

子宫肌瘤是女性生殖器最常见的良性肿瘤。但确切的病因还不十分清楚,因子宫肌瘤好发于生育年龄,青春期前比较少见,绝经后肌瘤会萎缩和消退,因此可以说子宫肌瘤的发生可能与雌孕激素有关。基于子宫肌瘤发生因素特征,对于有子宫肌瘤的女性绝经后是否可以用激素替代治疗呢?如果子宫肌瘤已行子宫切除术或行肌瘤剔除术的可以行绝经激素治疗。如果是保留子宫的行MHT者,治疗安全性与子宫肌瘤大小有关,肌瘤直径<3 cm相对安全,>5 cm风险可能会增大,3—5 cm应根据患者情况综合判断。治疗方式对子宫肌瘤而言,雌激素口服比经皮途径更安全,替勃龙比雌激素连续联合方案更安全。

子宫内膜异位症患者可以用绝经激素治疗吗

子宫内膜异位症目前流行病学调查属于激素依赖性疾病。所以子宫内膜异位症患者行绝经激素治疗治疗时，要注意治疗方案的选择。自然绝经后需行绝经激素治疗者，建议使用雌孕激素连续联合方案或替勃龙治疗，不建议使用序贯方案；雌激素使用最低有效剂量。严重子宫内膜异位症行子宫＋双附件切除术的患者，如需绝经激素治疗，建议使用雌孕激素连续联合方案或替勃龙治疗至少 2 年后再改为单用雌激素。

有乳腺增生及乳腺癌家族史能不能应用绝经激素治疗

如果是影像学检查提示乳腺增生，它并不是病理性的改变，可以行绝经激素治疗。如果是组织学诊断的乳腺增生，尤其是不典型增生，需咨询专科医生是否可以行绝经激素治疗。其他乳腺良性疾病包括脂肪坏死、乳腺纤维瘤、导管内乳头状瘤的乳腺癌风险尚不确定。大部分乳腺癌是散发的，并无家族聚集性。绝经激素治疗不会进一步增加有乳腺癌家族史女性的乳腺癌风险，也不会增加卵巢切除术后 *BRCA*1 或 *BRCA*2 基因突变女性的乳腺癌风险。研究表明，绝经激素治疗对乳腺癌的绝对风险

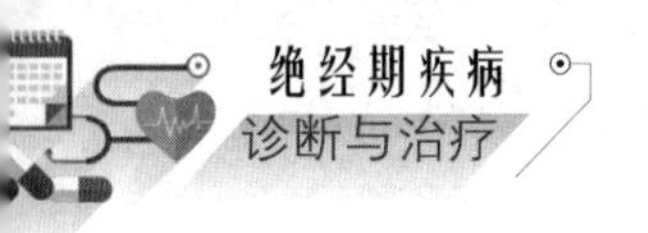

很小，低于常见不良生活方式引起的乳腺癌风险，通过优化孕激素选择，即用天然或接近天然孕激素或替勃龙，可以降低对乳腺的刺激。

应用绝经激素治疗会增加患胆囊疾病的风险吗

绝经激素治疗有可能促进胆囊结石的形成，增加胆囊手术的风险，选用经皮雌激素的方法具有较高安全性。

妇科肿瘤患者的激素治疗

妇科恶性肿瘤绝经患者可以用激素治疗吗

妇科恶性肿瘤是严重危害妇女生命健康的常见病。妇科肿瘤趋于年轻化，随着各种新的治疗手段的不断应用，全球妇科肿瘤患者生存率的提高，患者的生活质量越来越引起关注。年轻妇科恶性肿瘤患者通常因手术、放疗、化疗等丧失了卵巢功能，形成人工绝经。治疗导致的医源性卵巢功能不全，提早进入绝经状态，从而引起体内突然出现的内分泌波动，引起相应的生理变化，使其绝经相关症状较自然绝经更明显、程度更严重。表现为绝经综合征（如血管舒缩综合征、潮热、阴道干涩、骨质疏松、失眠和精神障碍等），同时心血管疾病的发病率也明显增加。严重影响患者生活，患者希望延长生存期的同时又希望拥有较高的生活质量。最低有效剂量的绝经激素治疗能有效缓解绝经相关症状和减少远期风险，在理论上，绝经激素治疗有刺激并激活静止的残余肿瘤细胞的危险，因此对肿瘤复发的顾虑，使很多患者都谈激素色变，认为激素治疗可能导致癌症的复发。这使得绝经激素治疗在子宫恶性肿瘤患者治疗后的应用中受到阻碍。目前对妇科恶性肿瘤生存质量评价已经是一种共识，能否通过合理应用绝经激素治疗提高妇科恶性肿瘤术后生活质量成为一个具有挑战性的课题。因妇科恶性肿瘤种类繁多,绝经激素治疗是否增加其原发疾病复发风险亦不能一概而论,需要针对具体的疾病种类区别对待。

绝经激素补充治疗会得卵巢癌吗

围绝经期卵巢功能下降,雌激素分泌出现波动,绝经后卵巢功能减退,雌激素明显下降。突然降低的雌激素会导致绝经期妇女出现相关的综合征。很多患者很难适应。因此绝经后必要时使用生理剂量的天然激素补充治疗可以缓解患者的不适症状,提高生活质量。有很多患者担心,毕竟是人为添加的激素,会导致卵巢癌症的发生吗?近年来的临床病例对照、队列研究及 Meta 分析报道关于绝经激素治疗对卵巢癌发病率的影响,结论尚不一致,尚有些争议。部分研究认为绝经激素治疗总体风险评估来说,其与卵巢癌的相关性并不强。但近些年的部分研究认为绝经激素治疗可能会在一定程度上轻微增加卵巢癌的风险。与未使用过激素治疗的妇女相比,绝经后的妇女使用激素治疗增加卵巢癌的发生,曾经使用过激素替代治疗者,患卵巢癌的风险随停药时间的延长而逐渐降低。绝经激素治疗可能促进卵巢癌的进展,但不会诱导卵巢癌的发生。与未使用绝经激素治疗患者比较,长期单纯使用雌激素和雌孕激素联合治疗,卵巢癌的发病风险均明显增高。单雌激素替代治疗比雌孕激素替代治疗使卵巢癌的发生风险更高;单纯使用雌激素替代治疗的女性，尤其是使用超过 10 年的女性，有较高的增加卵巢癌的风险。短期使用雌孕激素替代治疗的女性没有增加风险。绝经后的妇女使用激素治疗低于 5 年风险未发现增高、6—10 年和超过 10 年的相对危险度递增，故认为使用绝经激素治疗超过 10 年对发生卵巢癌有更大的风险。因此，绝经后的妇女延长激素替代治疗的使用可能会增加发生上皮性卵巢癌的风险。对卵巢癌的不同的组织学类型研究发现：卵巢恶性肿瘤总体发病率增加。其中上皮性肿瘤浆液性卵巢癌的发病风险明显增加，黏液性卵巢癌、子宫内膜样癌和透明细胞癌发病增加不显著。上皮性肿瘤其他少见类型发病风险也是增加的。对于非上皮性肿瘤还有其他少见类型，绝经激素治疗显示保护性作用。与未使用绝经激素治疗的女性相比，使用绝经激素治疗的女性患浆液性交界性肿瘤的风险增加。虽然绝经激素治疗对卵巢癌的风险不高，但有卵巢高危因素患者仍需要注意，如有家族史或 BRCA 基因突变者要谨慎。在面对使用激素问题时，可以与医生充分沟通，严格把握使用激素指征，使用最小剂量激素缓解症状，但也没有必要因为激素的不良反应就完全排除激素的使用，可以在医生的指导和监测下使用，取得最大的获益，同时规避风险。

卵巢癌患者术后出现绝经综合征症状怎么办

卵巢癌是妇科恶性肿瘤中的首位致死原因，每年有 22.5 万名新发病例，死亡人数高达 14 万人。多数患者在诊断时已为晚期,其5年生存率在25%—30%,严重威胁女性的生存质量与寿命。绝大多数的卵巢癌起源于卵巢上皮,上皮性卵巢癌多见于中老年妇女。近年来,上皮性卵巢癌的5年生存率有所提高,手术与化疗导致的绝经使患者的雌激素水平呈现急剧下降,激素的突然变化致使患者容易发生围绝经期综合征。与自然绝经相比,其绝经症状出现早,程度剧烈,对远期健康影响更大。卵巢癌治疗后,绝经激素治疗可明显改善绝经相关症状及疾病,提高患者的生活质量,因此绝经激素治疗对卵巢癌治疗后的患者有着重要的意义和益处。对于一些不能采用激素补充治疗的患者,可以采用非激素类药物进行替代治疗缓解症状。

卵巢癌患者术后使用激素治疗会导致卵巢癌复发吗

大约有40%的卵巢癌发生于30—60岁。很多患者都要切除子宫及双侧附件,术后辅助化疗,经过手术和化疗后,很多年轻患者突然发生人工绝经,这种人工绝经出现的绝经综合征症状往往比自然绝经症状严重,而且对患者的远期影响更大。绝经激素治疗是否会增加卵巢癌复发的风险是决定绝经激素治疗使用的关键。综合目前研究,对于卵巢癌术后患者,总体绝经激素治疗对疾病预后无不良影响,并不会降低无病生存时间和总生存时间,甚至可以改善术后受围绝经期症状、骨质疏松、心脏疾病等,对生存质量有很大改善作用。对于交界性肿瘤,无论是诊断前或诊断后使用激素治疗，对患者的生存率均无明显影响。鉴于卵巢恶性肿瘤组织类型多，不同病理类型与雌激素的相关性不同，因此行绝经激素治疗的安全性也有差别。建议根据患者个体情况制订个体化治疗方案。卵巢上皮性癌是卵巢恶性肿瘤中最常见的病理类型，占 90%，其中以浆液性最多见。研究显示绝经激素治疗对卵巢浆液性上皮癌患者的生存率并无不良影响，反而使患者术后的生存质量明显改善。对于子宫内膜样癌、透明细胞癌，由于相关文献报道太少，所以在使用绝经激素治疗时需持谨慎态度。对于卵巢生殖细胞肿瘤，雌激素受体不参与其形成，故这类患者无术后进行绝经激素治疗的禁忌。鉴于子宫内膜样卵巢癌具有雌激素依赖性，目前不建议对于Ⅲ期及以上的内膜样卵巢癌患者进行激素治疗。卵巢性索间质肿瘤常有内分泌功能(以颗粒细胞瘤最常见)，激素治疗有可能会刺激残余癌灶生长从而增加肿瘤复发的风险。因此不建议颗粒细胞瘤患者进行绝经激素治疗。卵巢癌术后的绝经激素治疗应尽量安排在患者经过规范治疗且已获完全缓解，有激素治疗的适应证、没有禁忌证的情况下，采用最小有效剂量的个体化治疗。

绝经激素补充治疗会导致子宫颈癌吗

众所周知，子宫颈癌与高危型人乳头瘤病毒感染密切相关，绝经激素补充治疗不增加人群中人乳头瘤病毒感染率。子宫颈鳞癌也不是激素依赖性疾病，外源性雌激素迄今未被证明与鳞状细胞癌的发生风险增加有关。综合目前研究甚至发现,使用激素补充治疗对宫颈鳞状上皮癌不但不增加发病风险,反而还有保护作用。激素治疗时间越长,宫颈鳞癌的患病风险越低。激素补充治疗与子宫颈腺癌之间的关系尚不清楚。宫颈腺癌对雌激素较为敏感,是激素依赖性肿瘤,激素补充治疗可能会导致宫颈腺癌细胞分裂。有研究结果显示:绝经激素补充治疗增加宫颈腺癌发生的风险。由于子宫颈腺癌的发病机制可能与子宫内膜癌相似,内外源性雌激素对其发病风险尚需进一步研究。

绝经激素治疗对子宫颈癌术后患者有意义吗

子宫颈癌是影响全世界女性的第四大最常见的癌症之一,在我国,子宫颈癌是最常见的妇科恶性肿瘤,高发年龄为 50—55 岁,但是,近几年,随着子宫颈癌逐步年轻化。许多年轻的子宫颈癌患者接受手术或放疗,子宫颈癌手术治疗虽然可以保留卵巢,但在后续的放化疗过程中很可能出现卵巢功能的迅速衰竭,患者因卵巢功能“跳崖式”减退,出现一系列明显的围绝经期症状。并且基于对肿瘤预后的担忧等,情绪症状也可能更严重。在恶性肿瘤治疗改进、生存期延长的前提下,拥有较高的生存质量是患者的普遍要求。那么,是否需要通过合理应用激素补充治疗来提高子宫颈癌患者术后的生存质量呢?答案是肯定的,激素补充治疗对改善子宫颈癌患者术后围绝经症状是非常有意义的。对于子宫颈癌患者进行激素补充治疗改善生存质量时,一个重要思考是额外的激素摄入是否会引起子宫颈癌的复发或转移。因此,子宫颈癌治疗后的患者是否可以使用激素补充治疗提高生活质量,一直是讨论的热点。

激素治疗会引起子宫颈癌复发吗

子宫颈鳞癌并非激素依赖性肿瘤,其发生与人乳头瘤病毒(HPV)感染相关。子宫颈鳞癌转移到卵巢的不多,因此对许多年轻的子宫颈鳞癌患者往往采取保留卵巢的手术。目前研究显示绝经激素治疗对子宫颈鳞癌患者的5年生存率和无进展生存率均没有影响。使用激素治疗的子宫颈鳞癌患者,不仅对于雌激素水平低下的相关症状有效,同时还降低了放疗后直肠、膀胱、阴道的并发症,明显提高了患者的生活质量。由于子宫颈腺癌卵巢转移发生率高于子宫颈鳞癌,此类患者通常手术切除子宫及双侧附件。但是,对于腺癌的研究较少。子宫颈腺癌与子宫内膜腺癌类似,受雌激素的影响,雌激素与子宫颈腺癌的发生关系密切,是子宫颈腺癌的危险因素。有研究结果发现:无拮抗的外源性雌激素补充治疗与子宫颈腺癌的发生相关。但该研究样本量较少且未说明子宫颈腺癌患者具体的激素替代治疗的方案和剂量,该研究结果推广到普通人群有一定限制。研究还发现,腺癌患者曾经使用单纯雌激素治疗较雌孕激素联合治疗的相对危险度增加。故认为,腺癌患者的这种风险可以通过添加孕激素来降低。在子宫颈透明细胞癌邻近的正常宫颈组织中发现雌激素和孕激素受体，但是在肿瘤细胞中并没有检测到雌激素和孕激素受体。表明子宫颈透明细胞癌缺乏雌激素和孕激素受体，推测宫颈透明细胞癌对激素可能不敏感。现有的研究报告中，没有向子宫颈癌患者推荐特定的MHT方案。一个重要原则是对于无子宫患者只需要系统应用雌激素，但有子宫女性选择激素补充治疗时则需添加孕激素以保护子宫内膜。综合目前的研究认为，不同病理类型的子宫颈癌应该区别对待。子宫颈鳞癌术后或放疗后的患者使用激素治疗是安全的。子宫颈腺癌使用激素治疗相关研究较少，故应用时需谨慎，处理原则可以参考子宫内膜癌。研究表示，需要激素治疗的子宫颈癌治疗后患者中仅46%接受推荐剂量治疗，随着随访时间延长，激素治疗使用率和使用剂量均下降。发生的原因可能是多方面的，可能与患者对激素治疗的有限认知或对激素治疗可能存在副反应的担忧而拒绝接受治疗，也可能是因为医生对肿瘤复发或进展的担忧而拒绝为患者提供激素治疗的建议。

绝经激素治疗会得子宫内膜癌吗

子宫内膜癌在西方发达国家中是最常见的女性生殖系统肿瘤，在我国，发病率仅次于子宫颈癌，居女性生殖系统肿瘤发病率的第二位。多发生于绝经期后，约25%的患者发生于绝经前。子宫内膜癌分为Ⅰ型和Ⅱ型。Ⅰ型子宫内膜癌是雌激素依赖性的低级别肿瘤，这种病理类型均为子宫内膜样腺癌，分化较好，预后好。其发生与雌激素的长期刺激有关。在无孕激素拮抗的雌激素长期作用下，发生子宫内膜增生症(伴或不伴不典型增生)，继而癌变。内源性雌激素增多导致子宫内膜癌发生患病风险众所周知。多囊卵巢综合征患者由于不排卵或稀发排卵，子宫内膜长期受高雌激素刺激，无孕激素拮抗，患子宫内膜癌风险高达 19%—25%。这些患者常伴有肥胖、高血压、糖尿病、不孕或不育及绝经延迟。卵巢功能性肿瘤如颗粒细胞瘤、卵泡膜细胞瘤由于分泌雌激素，合并子宫内膜癌的概率高达 10%。在绝经激素治疗中使用的激素剂量远远低于这些体内雌激素量，并且同时使用雌孕激素序贯疗法，定期使用孕激素拮抗雌激素使子宫内膜转化，定期脱落来月经，起到对子宫内膜的保护作用。这些也是经过多年的波折研究总结出来的经验。早在 20 世纪 60 年代中后期，欧美发达国家大量围绝经期妇女使用激素替代治疗，经过 10—15 年后，发现激素替代治疗者子宫内膜癌的发病率高达 30%。外源性雌激素使用剂量和时间的不同，差异在 2—10 倍间变化。增加用量和使用时间也会增加风险，并且这种风险将持续到停用雌激素后的 2—3 年。经过多年研究，围绝经雌激素替代治疗转变为雌孕激素序贯或连续联合治疗，激素替代治疗患者患子宫内膜癌风险大大降低，甚至已不增加子宫内膜癌的患病率。有学者对年龄为 45—66 岁的绝经后妇女进行了一项前瞻性的研究，即周期持续雌孕激素替代治疗对子宫内膜的安全性，完成了 5 年的治疗，最后只有 1 例出现了子宫内膜的增生，未发现有复杂型增生和子宫内膜癌。由此可见，雌激素加孕激素的治疗方案对子宫内膜的安全性是可以确定的，不增加发生子宫内膜癌的风险。在Ⅰ型子宫内膜癌和低级别的肿瘤中发现了高循环水平的雌激素及其代谢产物,表明这些激素和肿瘤的雌激素活性之间存在相关性。由此得出,子宫内膜癌的发生和类固醇激素密切相关,特别是雌激素。Ⅱ型是非雌激素依赖型,发病与雌激素无明确关系。如果患者存在高危因素,绝经激素治疗可能还是存在一定的风险,但医生会根据具体情况来决定如何合理使用激素治疗。

激素治疗会影响子宫内膜癌患者痊愈吗

子宫内膜癌的发生与雌激素有关,单用雌激素补充治疗可以增加子宫内膜癌的危险性,加用孕激素明显降低了子宫内膜癌的发生率。但对于已经发生的子宫内膜癌仍是激素补充治疗的禁忌证。随着子宫内膜癌治愈率增高,生存期时间延长,发病年龄的年轻化,在治疗时往往同时切除双侧附件,患者术后常因雌激素降低产生绝经综合征,降低患者生活质量。因此,对于子宫内膜癌治疗后的患者是否可以使用激素治疗一直是大家关注的问题。一些研究结果显示,年轻患者、早期的高分化癌、术中未见附件有可疑病变者,保留卵巢并不会增加肿瘤死亡的危险。Wright 等对 3 000 例子宫内膜癌患者治疗后的预后进行多因素分析。结果显示,采用雌激素治疗,无论对肿瘤特异生存或总生存均无明显影响。为了研究激素治疗对子宫内膜癌缓解期的影响,Suriano 等对Ⅰ—Ⅲ期子宫内膜癌初始治疗后的患者进行研究，雌激素替代疗法(添加或者不添加孕激素)不增加子宫内膜癌患者的复发率和死亡率。Ayhan 等发表了一项前瞻性的病例对照研究，选取子宫内膜癌Ⅰ—Ⅱ期术后 4—8 周开始给予持续的雌孕激素治疗，平均使用时间为 49.1 个月，与术后不接受激素治疗的患者作为对照，进行随访观察发现：子宫内膜癌术后的患者立即使用雌孕激素治疗不会增加复发率或死亡率。雌激素与子宫内膜癌的发生有着密切的联系。2013 年北美更年期协会指出：孕激素的使用首先是为了抵抗雌激素对子宫内膜的增生。由于孕激素可以有效拮抗雌激素对子宫内膜的增生，可以使用雌孕激素联合治疗来降低子宫内膜癌发生的风险。所以有学者认为，对于子宫内膜癌初始治疗后的患者，推荐使用雌孕激素联合治疗。美国临床肿瘤协会的前瞻性随机对照试验肯定了激素治疗对早期低级别子宫内膜癌治疗后患者的安全性。O'Donnell 等总结了回顾性研究，认为早期低级别子宫内膜癌患者使用标准剂量的雌激素联合孕激素短期补充治疗不增加肿瘤的复发率，不降低生存时间，但不推荐高级别、高风险子宫内膜癌患者使用。但晚期的内膜癌幸存者是否可以使用激素补充治疗，从未得到评估。晚期内膜癌患者手术后，残余的恶性细胞很容易被激素再次刺激，引起复发。从上述来看：早期治疗后，无高危因素(高中分化、侵及子宫基层小于 1/2、无淋巴结转移、腹腔细胞学阴性)的子宫内膜癌患者发生严重绝经期症状，选择应用激素治疗可以提高患者的生活质量。但激素治疗在术后开始应用时间、是否加用孕激素、远期生存率的影响还需要更多前瞻性、大样本、随机对照的临床试验研究来明确。

子宫肉瘤患者术后可以用激素治疗吗

子宫肉瘤约占所有女性生殖道恶性肿瘤的1%,占子宫体恶性肿瘤的3%—7%,其病因尚不明确。子宫肉瘤与激素治疗相关的研究很少,基础研究发现子宫内膜间质肉瘤过度表达雌、孕激素受体,高雌激素水平与肿瘤的发生有关。一些小样本的研究发现,子宫内膜间质肉瘤患者发生肿瘤复发或转移与雌激素补充有关。癌肉瘤目前被FIGO重新分类为去分化的子宫内膜癌,尚缺乏有关癌肉瘤治疗后接受激素治疗的相关研究。所以子宫肉瘤患者术后应避免使用激素治疗。

激素补充治疗会导致阴道癌和外阴癌复发吗

大多数阴道癌和外阴癌是鳞状细胞癌,就激素不敏感性而言,其行为与子宫颈鳞癌相似,几乎可以排除激素治疗对阴道鳞状细胞癌的影响。因此,激素治疗并不禁忌。相反,雌激素可有效治疗慢性外阴影响不良和外阴白斑块。阴道(透明细胞)腺癌和外阴腺癌非常罕见,文献报道少,缺乏可靠的证据。其与激素治疗的关系尚不明确。最新研究发现在黑色素瘤细胞中检测到大量表达的雌激素受体,故认为恶性黑色素瘤是雌激素受体阳性肿瘤,其预后可能受雌激素影响。外阴或阴道黑色素瘤复发最常发生在治疗后前 2 年,故不建议 2 年内启动激素初始治疗。

什么是个体化激素替代治疗,妇科恶性肿瘤患者为什么要采取个体化治疗

个体化就是针对每一个患者的具体情况和症状,按照询证医学的原则制订出科学、合理的个体化方案。让患者承担风险最小、获益最大,以达到提高生存质量的目的。妇科恶性肿瘤是一大类疾病的总称,因妇科恶性肿瘤种类繁多,激素治疗是否增加其原发疾病复发风险亦不能一概而论。需要针对具体的疾病种类区别对待。激素治疗是解决绝经相关的低雌激素问题最有效的方案。对于有严重围绝经症状的患者,需要在患者充分知情的情况下,根据围绝经症状表现的全身和局部症状不同,权衡利弊,在有激素治疗适应证且无禁忌证的前提下采取最低有效剂量的个体化治疗。目前临床上可供选择的药物种类很多,多种用药途径各有特点,为激素治疗的个体化治疗提供了一个良好的基础。雌激素制剂包括口服制剂、经皮贴剂、阴道制剂等。口服雌激素对缓解全身症状及阴道的局部症状非常有效,但有肝脏首过效应,血栓风险大。经皮贴剂无肝脏首过效应,血栓风险相对减小,但可能存在皮肤过敏。如为解决泌尿生殖道局部症状,局部阴道制剂首选。组织选择性激素调节剂(替勃龙),可以缓解围绝经期综合征症状,对子宫内膜、乳腺相对安全,对缓解阴道局部症状有效。同时具有雄激素作用,对提高性欲、改善

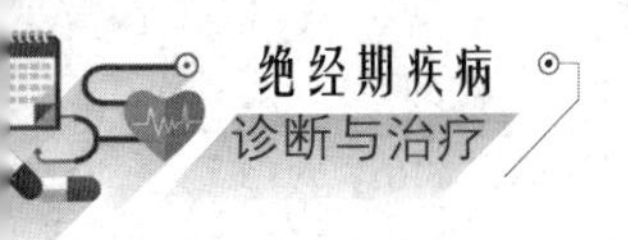

性生活有较好效果。选择性雌激素受体调节剂如雷洛昔芬可预防骨质疏松等。总之,对多数种类的妇科恶性肿瘤而言,其肿瘤治疗后行激素治疗的安全性仍缺乏强有力的循证医学证据,妇科恶性肿瘤患者的激素治疗应采用积极和慎重的态度。当患者存在严重低雌激素症状,明显影响其生存质量时,在有激素治疗适应证无激素治疗禁忌证的前提下,采用最小有效剂量的个体化治疗,并要加强监测,以期达到既改善症状又不增加疾病发生风险的目的。

单用雌激素会导致乳腺癌吗

关于单纯雌激素治疗对乳腺癌的发生作用目前尚无定论。有荟萃分析认为除阴道应用雌激素外,各种方式应用激素治疗均增加乳腺癌发病风险。但不同类型的激素治疗所致的风险不同。其发生机制可能有两种:一种是雌激素促进已存在的癌细胞增殖;另一种是雌激素具有基因毒性的代谢产物可导致 DNA 损伤引起基因突变,导致乳腺癌的发生。单用雌激素对乳腺癌的影响方面,WHI 研究的数据则显示,随着随访时间延长,乳腺癌的风险呈降低趋势。故研究者认为,单纯雌激素治疗可产生乳腺癌保护作用,在特定的人群中雌激素可能通过促凋亡及其他机制起到癌保护的作用。但该结果仍需更多的临床数据和进一步研究验证。大型研究发现,绝经激素治疗至少 5—7 年内不会增加发病率,最少 5 年是比较安全的。乳腺癌的形成过程需要经历 7—8 年。对于没有乳腺癌的绝经期女性不必过于害怕激素治疗。医师在使用激素治疗前会通过检查排除乳腺癌,选用合适的药物和方案进行个体化治疗,用药期间定期检查,定期评估,因此可以放心用药。

雌孕激素联合治疗会增加乳腺癌发病风险吗

雌激素联合孕激素治疗增加乳腺癌发病风险。学者研究发现:与单用雌激素相比,雌孕激素联合治疗具有更高的致乳腺癌风险,至于是否选择更好的孕激素方案即可避免这种风险,目前尚无明确证据。WHI 研究时应用的雌激素为结合雌激素,孕激素是甲羟孕酮。有学者用同样的雌激素配伍天然孕激素和地屈孕酮未增加乳腺癌发病风险。国际绝经协会在 2016 版指南中指出,微粒化孕酮(天然黄体酮)与地屈孕酮和雌激素联用可能比其他合成孕激素导致乳腺癌的风险低。法国研究者发表的结果显示,不同孕激素对乳腺癌发生风险的影响不同,孕酮和近天然孕激素地屈孕酮对乳腺癌发生风险的影响小于其他合成孕激素,但随着治疗时间的延长,同样会使乳腺癌风险增加。因此,在绝经综合征明显,需要使用激素治疗时,有子宫者需用孕雌激素联合使用保护子宫内膜,预防子宫内膜癌的发生。当没有子宫时,为了减少对乳腺刺激,单用雌激素治疗绝经综合征,减少乳腺癌的发生。

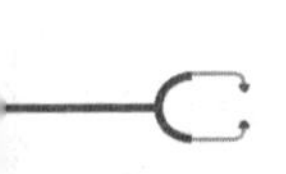

不同类型的绝经激素治疗会致乳腺癌风险有区别吗

1. 不同类型的雌孕激素:与合成激素比较,天然激素或接近天然激素对导致乳腺癌的风险相对较低。但随着治疗时间的延长,同样会使乳腺癌风险增加。替勃龙的应用对乳腺癌风险尚有争议。

2. 不同的治疗方案:与单用雌激素相比,雌孕联合激素治疗具有更高的致乳腺癌风险;间歇性应用孕激素亦导致乳腺癌发病风险增加,但比连续应用孕激素增加的风险相对较低。因此周期序贯比连续联合疗法乳腺癌风险低,但剂量足够保护子宫内膜。

3. 持续时间激素治疗增加乳腺癌发病风险,应用绝经激素治疗越久,乳腺癌发病风险越高。停药后额外风险可持续 10 年以上。

4. 应用不同剂量的激素进行激素治疗均能导致乳腺癌发病风险增加。小剂量应用激素治疗并不能回避乳腺癌发病风险的增加。

5. 起始时间:据报道,绝经后 1 年内开始应用激素治疗的女性乳腺癌风险更高,而 60 岁后开始激素治疗风险降低。

6. 患者特征及其他影响因素:如 BMI、心血管疾病、吸烟、体育活动、饮酒等因素。

乳腺癌患者出现严重的绝经综合征可以使用激素补充治疗吗

乳腺癌发病率居全球女性癌症的首位，约占女性恶性肿瘤的25%。在我国发病率呈逐年增高的趋势。很大部分患者处于围绝经期，而部分年轻患者在预防性卵巢切除后也将迅速产生绝经综合征。激素治疗可缓解这些症状，但激素治疗是否会增加乳腺癌的发病风险，学者持肯定态度，激素治疗可增加乳腺癌风险。《国际绝经协会(IMS)关于绝经后激素治疗(HT)的最新建议》(2011)中乳腺癌依然是激素治疗的禁忌证。乳腺癌复发风险成为妇女接受绝经激素治疗的最重要障碍之一。乳腺癌患者可否采用绝经激素治疗是近年来讨论的热点。分析显示:激素治疗对乳腺癌的风险取决于多种因素，包括激素治疗方案、应用剂量、频率、给药途径、激素治疗持续时间、体重、绝经和开始激素治疗的时间间隔等。但无明显证据证明激素治疗对乳腺癌无影响。因此，乳腺癌治疗后不能使用激素治疗，若绝经症状明显，可以采用其他非激素类药物代替。黑升麻根茎异丙醇提取物可以有效缓解潮热、出汗、睡眠症状等。维生素E和谷维素也可以缓解部分血管舒缩症状。适量镇静药物睡前口服帮助睡眠。钙剂和维生素D可以预防骨质疏松。同时可以采用中药口服治疗缓解绝经综合征症状。

乳腺癌同时又有子宫内膜增厚或阴道出血怎么办

随着癌症患者生存期的延长，因乳腺癌治疗药物可能对卵巢功能及子宫内膜的影响，患者子宫内膜增生、病变、闭经及异常子宫出血的发生率均明显增加。有学者考虑口服孕激素可能会增加乳腺癌的复发风险，故选择定期子宫内膜活检、非激素药物。我国发布的《乳腺癌随访及伴随疾病全方位管理指南》提到了针对接受选择性雌激素受体调节剂药物治疗患者的管理：①有子宫内膜增厚伴或不伴随异常子宫出血时，排除子宫内膜病变后，可短期使用地屈孕酮 10 mg/日或黄体酮 200 mg/日连用 12—14 日，可以连用孕激素 2—3 个周期。②因曼月乐对乳腺癌复发的安全性尚不确定，故不推荐常规预防性使用曼月乐。③经阴道使用的孕激素对异常子宫出血、子宫内膜作用及乳腺癌风险的研究较少，有待于进一步研究。

绝经期妇女营养指导

什么是营养

现代人的生活水平日益提高，人们越来越注重营养，营养到底是什么呢？是精致的饮食？是尽可能多的食物？还是五花八门的保健品？这些理解都是片面的，真正意义的营养，指人类不断从外界摄取食物，经体内消化、吸收、新陈代谢来满足自身生理需要、维持身体生长发育和各种生理功能的全过程。

人体每日需要的营养素超过 40 种，可概括为七大类，即：蛋白质、脂肪、糖类（碳水化合物）、维生素、无机盐（常量元素及微量元素）、水和膳食纤维。各种营养素都有其独特的生理功能，有些营养素可同时具有几种生理功能，但在代谢过程中又密切联系，共同推动和调节生命活动。总的来说，各种营养素的生理功能就是供给能量、构成身体组织和调节生理功能。

营养越多越好吗

1992 年，维多利亚宣言提出健康生活方式由四大基石构成，即“合理膳食、适量运动、戒烟限酒、心理平衡”。其中，合理膳食居于四大基石的首位。由此可见,营养的摄入,需要讲究“合理”二字,而不是一味追求越来越多的营养。科学研究证明,只有适宜的营养状况,才是保证人体生存及健康的基本条件。

中老年女性的能量和营养素需要量是多少

中老年女性合理营养的核心问题是达到和维持“能量平衡”。若能量入大于出,即能量正平衡,剩余部分转变为脂肪贮存于体内,可致中老年女性超重或肥胖;若能量入不敷出,即能量负平衡,欠缺部分需动员体内脂肪燃烧供给,造成体重和蛋白质丧失。“过剩”和“低下”都是营养不良,均使某些慢性疾病的发生风险增高。

怎样衡量适宜的营养摄入

体重状况是评价能量平衡的最佳指标。体重评价包括两个主要内容:理想体重计算和现实体重评估。

对女性而言,理想体重(kg)=[身高(cm)-100]×0.85,此公式亦适用于中老年女性。现实体重占理想体重比例 90%—110%范围内,均属于正常体重,比例过高,意味着营养过剩、肥胖,反之,则意味着营养低下、不足。

一般情况下,中老年妇女并不进行重体力劳动,根据体重状况和活动强度,单位能量值以 25—30 kcal 为宜,这个数值乘以理想体重,即为每日需要的总能量。肥胖或消瘦的中年女性应相应降低或增高能量需要量。老年女性能量需要较中年女性有所降低。一般超过 60 岁者,每增加 10 岁,总能量减少 10%。

三大产热营养素是什么

1. 蛋白质:根据我国膳食的特点,蛋白质按照每千克体重 10—12 g 提供,按照产热比例,一般为总能量的 10%—15%。中老年女性每日蛋白质总量平均为 60—70 g,其中来自动物性食物的优质蛋白应占到 5 g 以上。

2. 脂肪:中老年女性膳食脂肪总量不宜超过 60 g,一般来说,30 g 来自烹调用植物油,其余来自瘦肉等动物性食品。脂肪产热量不宜超过总能量的 30%,其中,饱和脂肪、多不饱和脂肪酸和单不饱和脂肪酸大约各占 10%。对患有肥胖、糖尿病心血管疾病、脂肪肝等疾病的中老年女性,可适当减少饱和脂肪酸增加单不饱和脂肪酸。

3. 碳水化合物产热量约占总能量的 55%—60%。建议增加多糖类食物如淀粉等(减少单糖、双糖等)的摄入。

五大类食物包括哪些,分别有什么作用

第一类:谷类和薯类,如米、面、玉米、红薯等,主要含有碳水

化合物、蛋白质和B族维生素，是人体最经济的能量来源。

第二类：蔬菜水果类，富含维生素、矿物质及膳食纤维。

第三类：动物性食物，如肉、蛋、鱼、禽奶等，主要为人体提供蛋白质、脂肪和矿物质。

第四类：大豆及其制品，如豆腐、豆腐干等，含有丰富的蛋白质、无机盐和维生素。

第五类：能量食物，如食糖、酒、油脂、硬果类食物，能够为人体提供能量和脂肪酸。

中老年女性膳食有什么特点

营养的物质基础是膳食，合理营养的物质基础是平衡膳食。这尤其符合中老年女性合理营养的核心问题——“能量平衡”。

平衡膳食具备以下六大特点：①调配得当；②品种多样；③产热营养素(蛋白质、脂肪和碳水化合物)之间的适宜比例；④非产热营养素与产热营养素之间的协调；⑤无机盐之间的协调；⑥营养素组成成分间的协调。归纳起来，中老年膳食的总则是：全面、均衡、适度。

为什么要提倡丰富多样的食物

我们的身体神秘而复杂，为了保障机体正常活动，中老年女性每日所需的营养素超过40种。事实上，并没有一种食物能够完美提供机体所需的所有营养素，也不存在某种单一营养素即可满足机体全部所需，为了达到合理营养、促进健康的目的，要提倡中老年女性朋友广泛食用多种食物，丰富营养，并达到均衡营养。

为什么膳食讲究粗细搭配

有一些妇女常常因为减肥而不吃主食，结果不但成效不大，还危害身体健康。营养学家认为，中国居民主食以谷类为主，且要注意粗细搭配，经常吃一些粗粮、杂粮等。稻米、小麦不要太精，否则谷粒表层所含的维生素、矿物质等营养素和膳食纤维大部分会流失到糖麸之中，不仅减少了维生素、矿物质的摄入，还因为缺少膳食纤维而饱受便秘之苦。

为什么要多吃蔬菜，适量吃水果、薯类

蔬菜和水果是胡萝卜素、维生素 B_2、维生素 C、叶酸、矿物质（包括钙、磷、钾、镁、铁）、膳食纤维和天然抗氧化物的主要或重要来源。薯类含有丰富的淀粉膳食纤维，以及多种维生素和矿物质。进食较多的蔬菜、水果和薯类，对保护中老年女性心血管健康，以及预防某些癌症（如乳腺癌）等可能有益。但要注意的是，蔬菜含热量少，我们每天可进食 500 g 左右蔬菜，但水果中含有大量糖分，过多食用水果，则糖分摄入过多，热量摄入过多，导

致机体血糖升高。所以,在碳水化合物的分配中,谷物占 70%—75%,水果占 15%,薯类等粗粮占 10%—15%。非糖尿病的妇女,每天摄入水果的量可在 200—400 g。如果患糖尿病的女性,建议在医生的指导下严格控制饮食,少食水果。

奶制品能带给中老年人什么惊喜

鲜奶及奶制品能为我们的机体提供丰富的优质蛋白质和维生素,另外,奶类中含钙量较高,而且进食后钙的利用率也很高,是天然钙质的极好来源。一直以来,我国居民膳食中钙含量普遍较低,尤其是中老年妇女,平均值(350—400 mg)只达到我国推荐供给量标准(800—1 000 mg)的 50%左右。由于绝经期女性的生理特点,导致骨质疏松普遍发生,而这种被大多数人忽视的骨质疏松,实际上严重威胁到广大中老年女性健康。一旦骨质疏松后,妇女发生骨折的概率明显升高,而老年妇女一旦骨折,随之而来的长时间卧床、手术创伤、坠积性肺炎、血栓性疾病等,严重可导致老年妇女死亡。各项研究已经证明,给中老年女性补钙可有效改善骨质疏松,降低骨折的发生率到 50%。

不要小看豆制品

豆类是我国的传统食品,亦含丰富的蛋白质、不饱和脂肪酸、钙、维生素 B_1 和烟酸等，且豆制品的烹饪方式极其丰富多彩，口味也是多种多样，能够满足大多数人的要求。对于一些喜爱清淡，或是牙口不好的中老年女性，豆制品是一种很好的选择。

中老年女性如何保证蛋白质摄入

每周吃适量鱼、禽、蛋、瘦肉，少吃肥肉和荤油。鱼、禽、蛋、瘦肉等均富含优质蛋白质、溶性脂肪酸维生素和矿物质，它们所含的动物性蛋白质的氨基酸组成更适合人体需要。此外，肉类中含铁量高，且这种铁比起植物中所含的铁，能够更好地被人体吸收利用，防止发生贫血。值得注意的是，肥肉和荤油为高热量和高脂肪食物，摄入过多往往引起肥胖、血糖升高、血脂升高，危害中老年人的机体，应当少吃。

少油少盐更健康

油盐在每日的食物摄入量中占比很少，但不可缺少。动物油为高能量和高脂肪食物，摄入过多易引起肥胖，由此引发一系列慢性病，如心脑血管疾病、胆囊疾病、脂肪肝等，故应限制用量。相对动物油脂，植物油在日常生活中应用更广泛，其品种也是多种多样，可适当选用橄榄油，橄榄油是营养素保存最为完整的油脂，含有丰富的单不饱和脂肪酸，易被人体消化吸收，又不易氧化沉积在人体血管壁、心脏冠状动脉等部位。同时，橄榄油还含有一些重要的抗氧化物质，如角鲨烯、黄酮类物质和多酚化合物等。相比动物油脂，橄榄油的益处更多，但尽管如此，由于橄榄油的热量还是很高，在烹饪食物时，也需注意控制用量。我们时常作为休闲食品食用的坚果类(花生、瓜子、核桃、开心果等)中，也含有大量油脂，比如每一小把花生米(约25 g)所含油脂约为10 g，其热量是非常高的，所以，尽管鼓励中老年妇女食用多种坚果类，但一定要注意用量的控制，各种坚果的总量加起来，每天手心一小把就足够了。

盐是生命最基本需要的，与油脂一样，其需要量有限。我国营养学会建议每人每日钠盐摄入不超过6 g。研究发现，食用过多的盐，可能导致中老年妇女发生高血压和硬化动脉，并影响某些维生素的吸收。事实上，随着人民生活水平日益提高，餐桌上的食物日益丰富，我国居民食盐摄入量普遍过多，达到每日12—15 g，对于中老年妇女而言，过多钠盐的摄入，非常不利于高血压等慢性疾病的控制，由此可能引发一系列的并发症。应注意的是，膳食钠的来源除食盐外，还包括酱油、咸菜、味精等高钠食品，以及含钠的加工食品等。

喝茶、饮酒应限量。民间有说法认为适量饮酒，对绝经期女性可减少心血管疾病发生，但这一结论尚存争议。目前，学术界普遍认同的观点是“酒精对女性健康弊多利少”。长期大量饮用烈性酒可能使血脂水平升高、动脉硬化，引起脂肪肝甚至肝硬化，或增加心、脑血管意外发生的危险。饮用茶水是中国人自古以来的习惯，适量喝茶可帮助中老年妇女降血脂等，但喝茶不宜过多，否则，茶叶中含有的鞣酸等物质，将妨碍机体吸收钙、铁等矿物质，造成机体营养不良。除了茶叶，咖啡也需限量，研究表明，咖啡中所含的咖啡因可能增加尿钙流失，而使机体发生缺钙。

喝水的学问，您知道吗

水是人体赖以维持基本生命活动的必要物质，多数营养物质需要溶解在水中才能被吸收利用。推荐每日饮水 1 200 ml，满足每日足量饮水对防治心、脑血管疾病的发生以及通便有益处。少喝水，可造成血液浓缩使含氮废物排出减少。对中老年女性而言，应养成“定时喝水”的习惯非常重要，但要注意的是，喝水需“少量多次”，并不提倡短时间内摄入大量水分，对于中老年妇女，短时间喝大量水将加重心脏负担，引起机体水中毒。

怎样利用中国居民膳食宝塔指导饮食

中国居民平衡膳食宝塔由中国营养学会公布，目的是为了帮助广大人民群众直观认识如何平衡膳食。

宝塔分为五层，由下至上分别为：

第一层为谷类、薯类和杂豆类，为维持能量的基础营养物质，推荐量为每日 250—400 g；日常家用饭碗在直径 10 cm 左右，半碗饭是 70 g,一碗饭约 150 g。

第二层为蔬菜和水果类,是维生素、膳食纤维和矿物质的主要来源,推荐每日水果 200—400 g,蔬菜 300—500 g。

第三层为蛋、禽、肉、鱼等富含动物蛋白质的食品,为机体提供多种必需氨基酸和必需脂肪酸,推荐每日肉类 50—75 g、鱼虾类 50—100 g、蛋类 25—50 g。

第四层由为大豆类及坚果、奶类及奶制品,这两类食品分别为机体提供丰富植物蛋白质和钙质,推荐量每日大豆类及坚果 30—50 g、奶类及奶制品 200—400 g。

第五层(即最顶层)为油脂和盐,这是需要适当限制的食物,推荐每日食用油 25—30 g,盐不超过 6 g。

什么膳食模式更适合中老年妇女

膳食模式是指膳食中不同食物的数量、比例、种类或者组合以及习惯性消费的频率。膳食模式侧重于分析研究对象进食何种类型的食物而不是单一的食物或营养元素,强调食物的多样性与相互作用。建议采用健康膳食模式(蔬菜水果、鸡蛋和淡水鱼摄入高),研究发现,该模式对中老年妇女健康最有利。谨慎膳食模式(坚果、菌菇、海藻、海鲜和白色蔬菜摄入高,谷物类摄入低)也符合中老年妇女生理特点。但是,高脂膳食模式、地中海膳食模式等,均不利于中老年妇女健康。有研究证实,健康、平衡的膳食模式是维护骨骼健康、防治骨质疏松的基础,而骨质疏松正是威胁中老年妇女健康的元凶之一。由于高龄随之而来的不可避免的食物摄入量减少，建议可应用营养制剂进行补充，包括维生素制剂、钙片等。

中老年妇女为什么要补钙，如何补钙更科学

钙是人体骨骼的重要组成部分，研究发现，钙的摄入量不足与骨折风险明显相关。中老年妇女由于性激素明显降低，钙流失加重，骨质疏松的发生率增加，因此，中老年妇女需要保障钙的摄入。

钙的主要来源是富含钙的食物。在我国，人们日常饮食中含钙较高的食物主要包括奶制品和深绿叶的蔬菜，但由于我国人群对牛奶中的乳糖不耐受较为常见，造成日常饮食中钙含量偏低。根据2013年营养调查结果，我国居民每日膳食约摄入元素钙400 mg，而成人每日钙推荐摄入量为800 mg。50岁以上人群每日钙推荐摄入量为1 000 mg，与实际摄入量有500—600 mg的差距，鉴于我国人群一般饮食中的含钙量较低，可以通过饮用牛奶或摄取钙剂来增加钙摄入量，如对牛奶中的乳糖不耐受，可选择无乳糖牛奶。100 ml牛奶含钙量100—120 mg，500—600 mg元素钙相当于500—600 ml牛奶，考虑到食物的丰富多样性，建议每天至少饮用300 ml牛奶，外加深绿叶蔬菜等其他富含钙的食物以满足机体需要，使抗骨质疏松药物发挥应有的作用。如果膳食钙摄入不足，可以补充元素钙制剂，口服含500—600 mg元

素钙的钙剂，不同种类的钙剂中元素钙含量不同，在各种类的钙剂中以碳酸钙的元素钙含量最高，由于碳酸钙在胃酸的环境下解离为钙离子后才能吸收，碳酸钙需在餐时胃酸充足时服用，柠檬酸钙(又名枸橼酸钙)不依赖于胃酸，一天中任何时间都可服用，更适合于胃酸缺乏或服用胃酸抑制剂如质子泵抑制剂的患者。高钙血症或高尿钙症的患者禁用钙剂，钙剂使用应注意安全性，用量过大而使得每日钙的总摄入量远超出推荐量可能增加泌尿系结石和血管钙化的风险，每日 800—1 200 mg 元素钙摄入(包括食物和钙剂)是相对安全的剂量范围。

绝经期心理保健

绝经期女性为什么会出现心理变化

绝经期，也称更年期，就是从中年期向老年期的过渡期，这个时期生理和心理都要经历比较明显的变化。女性进入绝经期后，卵巢功能逐渐衰退，导致雌激素水平下降且处于波动状态，从而导致女性全身接受雌激素调节的组织和器官发生退行性变化，引发自主神经或轻或重的出现功能失调，神经系统出现不稳定现象，除了潮热、出汗、心悸及眩晕等生理症状外，绝经期也会发生一系列心理变化，诸如情绪低落、抑郁、紧张、敏感多疑、焦虑、情绪不稳、易激动等。

绝经期通常会出现哪些身心变化呢

1. **绝经期生理功能的变化**。部分女性进入绝经期后，逐步会出现生育能力衰退和月经紊乱等问题，直至绝经。有些绝经期女性还会出现植物神经紊乱，因激素比例失调导致潮热、出汗、失眠多梦、耳鸣眼花、头晕头痛、心悸胸闷、手足出汗、关节疼痛、肢体麻木等现象。也有一些女性因雌激素分泌的变化，导致

高血压、冠心病等躯体疾病症状的加重。

2. 绝经期心理状态的变化。绝经期心理状态的变化可能表现在很多方面,其中主要是情绪状态的变化。更年期的情绪变化可表现为注意力不集中、情绪低落、悲观抑郁、紧张焦虑、敏感多疑、易激动、烦躁不安、暴躁易怒、喜怒无常……有的人还会表现出神经质,甚至有可能出现类似于精神病的症状,还有的人会集多种表现于一身。综合起来看,绝经期情绪变化的主要特点是:情绪不稳、易冲动、易被激惹,因而容易情绪爆发。

绝经期女性心理变化的特点

1. 心理疲劳　由于在工作、人际关系处理和家庭角色扮演方面的长期精神负担会造成心理疲劳。表现为:

(1) 早晨起床后浑身无力,四肢沉重,心情不好,不愿意和人交谈。

(2) 学习、工作不起劲,什么都懒得做,效率低、差错多。

(3) 容易感情冲动、神经过敏,稍遇不顺心的事就大动肝火。

(4) 眼睛易疲劳、视力迟钝,眩晕、头痛、头晕、恶心,全身不舒服。

(5) 困乏嗜睡,但躺下又睡不着。

(6) 没有食欲、挑食、口味变化大等。

2. 焦虑烦躁　这是绝经期最常见的一种情绪反应。常常因为很小的刺激而引起大的情绪波动,爱生气,产生敌对情绪，难以集中思想，终日或间歇的无缘无故地焦虑紧张、心神不定，或无对象无原因地惊恐不安。坐立不安、搓手跺脚是焦虑症常见的明显特点。伴有多种自主神经系统功能障碍和躯体不适感。

3. **敏感多疑**　一反常态的神经过敏、多疑敏感、固执己见、主观武断、心胸狭窄、唠唠叨叨，遇事容易急躁甚至不近人情，无端的心烦意乱，有时激动，有时伤感，有时又容易兴奋。在单位和社会交往中人际关系不协调，在单位总是用敏感的眼光去观察同事和领导之间的关系，总想寻求心理的平衡，猜疑心理突出的特点是不相信自己，也不相信别人。

4. **忧郁消极**　曾经美丽的面容和白皙的肌肤如今布满皱纹，肌肤变得暗黄，生活的激情大不如以前，性欲减退，失去女性魅力，感到大好时光已过，导致绝经期女性产生消极情绪，心灰意冷。自己用一生心血培养的孩子如今也离开自己，身边没有精神寄托，感觉到自己孤独无助，进而长时间处于忧郁状态。记忆力减退，做家务时常常会忘记东西放哪里了，即使是刚刚放置的东西。体力也大不如以前，逐渐产生了自己是家庭负担的想法，不免会焦虑、烦躁、沮丧。抑郁症是绝经期女性的“沉默杀手”，吞噬着女性的身心健康。抑郁症严重者，有自杀倾向。

5. **悲观心理**　忧郁悲观，情绪沮丧。对绝经期出现的一些症状顾虑重重，任何一点不舒服就怀疑自己疾病非常严重，情绪消沉，怕衰老，言行消极、思维迟钝、零乱或喜欢灰色的回忆，即回忆生活中一些不愉快的事情。还有人过分夸大自己过去的过错，回忆以往愧对于别人的小事，心中感到无限悔恨。

绝经期女性都会出现心理变化吗

应该指出,上述绝经期出现的心理变化并不是所有绝经期妇女都会有,而且轻重程度、发作频率、时间长短各人不同。仅是小部分绝经期女性症状比较明显,大多会随着绝经时间的延长,机体的逐步适应、内环境重新建立平衡而自然消失。

绝经期女性为了平稳度过绝经期,要注意绝经期的心理卫生,要根据绝经期的身心特点去工作和生活,正确认识绝经期出现的生理或心理变化,及时予以宣泄调节,避免导致心理障碍并诱发身心疾病。

绝经期女性常见的心理障碍有哪些

绝经期女性常见的心理障碍有抑郁障碍、焦虑障碍、失眠障碍,困扰女性身心健康,尽早识别、及时干预,非常有必要。

如何警惕绝经期焦虑和抑郁

在绝经期阶段,个别妇女由于雌激素下降会伴有严重的抑郁症和焦虑症。

抑郁症表现为情绪低落、自杀倾向、恐怖紧张,烦躁不安、易怒等症状。一般来讲,这些恶劣情绪也会出现在每一个健康人的生活中,但持续时间不会太长,若症状持续两周以上得不到缓解,医学上可确诊为抑郁症。可以通过筛查量表早期发现和识别抑郁症。抑郁症好发于绝经期女性,绝经期抑郁症往往还伴发焦虑症状。

绝经期女性常见的焦虑症是广泛性焦虑障碍,常主诉感到精神紧张、发抖、肌肉紧张、出汗、坐立不安,或总是担心自己或亲人有疾病或灾难降临,障碍的发生与生活应激有关。可通过广泛性焦虑量表进行早期筛查。

抑郁和焦虑症是一种疾病,患者会有自杀倾向,生活懒散呆滞,认为自己活得没意思。如果出现这种情况,绝经期女性本人和家人一定要引起足够重视,及时请医生给予足够的性激素治疗。若作用不够,可合并抗抑郁药和抗焦虑药治疗,此时应寻求心理科或神经内科医生帮助,让医生作个综合评估,看是否需要药物治疗。

正确认识绝经期失眠症

失眠症是绝经期女性常见的心理障碍之一,临床表现为睡眠质量下降,睡眠时间缩短,且伴有焦虑、抑郁等不良情绪,严重影响患者日常生活活动。可使用阿森斯失眠量表评估绝经期女性的睡眠质量。

绝经期失眠与绝经期雌激素分泌降低，造成一时性内分泌功能及神经系统功能紊乱，这一系列变化和不适症状会对睡眠造成影响。中医认为阴阳失调、脏腑功能紊乱扰动心神是导致失眠的主要原因，临床需要注重平衡阴阳、调理脏腑、调节情志。艾灸作为常用中医疗法，可有效调节紊乱的生理、生化功能，在治疗失眠中有重要作用。

绝经期为什么会有如此大的情绪变化呢

一是绝经期的生理变化。女性进入绝经期后，逐步会出现生育功能衰退和月经紊乱，有些女性会因为激素水平变化出现植物神经功能紊乱，表现为心悸胸闷、呼吸不畅、耳鸣眼花、头痛头晕、手足出汗、关节疼痛、肢体麻木、食欲减退等。也有一些女性因为雌激素分泌的变化导致高血压、高血脂、冠心病等躯体疾病症状的加重。生理变化不可避免地要带来情绪变化，这不言而喻。

二是绝经期的生活变化。女性到了绝经期，生活和工作上也处于过渡期和转折期。从社会角色来说，有的踏上重要工作岗位工作压力大，有的要从重要岗位退下来，有的甚至面临着职业变动和退休、下岗等。社会地位的改变，如不适应角色转变，缺少周围人的关心、帮助和支持，心理压力大，有严重失落感。从家庭角色来说，绝经期大多正好面临子女毕业、求职、就业、恋爱、结婚，有的甚至即将或已经开始当婆婆或岳母。这些家里家外的生活变化,也是造成情绪不稳的重要原因。

三是个人的心理特点。绝经期的情绪变化存在个体差异,有的比较明显,有的不太明显,其中一个重要原因就是个人的心理素质。如果平时心态不好,又不善于调节,到了绝经期情绪变化就比较明显。

影响绝经期女性心理变化的因素有哪些

1. 生物学因素

(1) 雌激素水平下降:大脑是雌激素的靶器官之一,雌激素水平的下降,常会引起一系列的精神症状和情绪改变。

(2) 神经递质的变化:神经递质如多巴胺、去甲肾上腺素、5-羟色胺的合成与代谢,会影响绝经期妇女的行为活动和情绪变化,神经递质过高会出现躁狂现象,而不足会出现抑郁症状。

(3) 疾病的影响:绝经期因为出现各类的不适和症状而去就诊,因查不出器质性病灶,症状又不能缓解,会以为患有不治之症而惶惶不安,加重心理负担。绝经期妇科疾病增加、出现性功能减退,也是引发抑郁的常见原因。

2. 家庭社会因素

(1) 家庭社会负担压力大:女性进入绝经期正是专业知识、工作能力处于成熟阶段,工作岗位上处于重要位置。在家庭中,上有老下有小,孩子的学业、老人的健康时时牵绕着她们。生活和工作的压力大,长期处于超负荷状态。

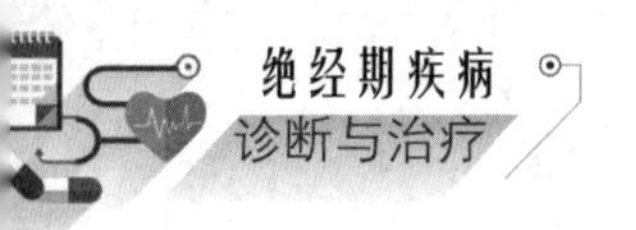

(2) 家庭和社会地位的变化:绝经期也面临着职业变动、社会地位的改变和退休、下岗等情况,如不适应角色转变,缺少周围人的关心帮助和支持,心理压力大,有严重失落感。在家庭,子女成家立业,另立门户;丈夫忙于工作无暇顾家,缺少关爱,甚至会发生夫妻关系紧张、离婚、丧偶等事件,常常一人"空巢"在家而郁郁寡欢。

3. 衰老的影响

绝经期是中年进入到老年的过渡期,身体各器官逐渐出现衰老、退化。神经系统功能和心理活动比较脆弱,对外界的各种不良刺激的适应力下降,易诱发情绪障碍或心理障碍。另外,认为绝经期的到来就意味着老了,因害怕衰老而心有恐惧感。

人到绝经期该怎样做好自我情绪管理呢

绝经期的情绪状态如何,能否做好自我情绪管理是关键。

1. 首先要理性认识绝经期,强化自我心理调适

在绝经期到来之前,就应该多了解有关绝经期身心变化的知识,为顺利度过绝经期做好充分的心理准备。

一是认识到绝经期是一个暂时的生理和心理失调阶段,每个人绝经期的症状的程度、轻重、时间长短各不相同,不必过于紧张与不安,以比较平和的心态准备度过绝经期。

二是认识到绝经期的情绪变化,只是特殊年龄段对生活的特殊情绪反应,并不代表自己的现实生活境况如何糟糕,从而避

免放大消极情绪。

三是认识到任何时候人都应该也能够做情绪的主人，即便到了绝经期也不应该让自己被消极情绪所奴役。

四是认识到既然绝经期情绪变化与个人心理素质有关，能否使女性脱离绝经期症状的困扰，关键是女性自我调节能力的强弱决定的，所以要发挥自己的主观能动性，从而积极主动地做好更年期自我情绪管理。

2. 其次是主动采取积极的调适措施，尽量使精神放松

人到绝经期要学会调适生活，采用自然环境调养法、兴趣转移法、心理咨询法、情绪宣泄法、保健医疗法等科学向上的方法。生活调适好了，往往情绪就好了。

一是重新调适节奏。比如，工作不忙了，就打破了过去的工作和生活节奏，导致心理严重失衡。因此要根据情况变化，重新制订作息时间表，形成新的有规律的生活节奏。

二是注意劳逸结合。工作做到有张有弛，量力而行，适当自我减压。睡眠要充足，并尽量早睡早起。也要调整好饮食和生活状态，以平稳度过绝经期。

三是丰富业余活动。到了绝经期要坚持健身活动，要多参加自己感兴趣的业余活动。这样的健身或兴趣活动，在增进身体健康的同时，也会让精神愉悦，心情开朗，让心灵充满阳光。活动量和活动的强度要根据自己的情况而定。

四是学会相机处事。不管怎样注意生活调节，绝经期也要面临生活中的麻烦事。所谓相机处事，就是感到自己心情不好的时候，不去处理这些麻烦事，特别是不去处理麻烦的人际关系问题，等情绪平静下来再去处理。在生活与工作中尽量避开刺激，防止不良事件对大脑和心理的刺激。把注意力转移到自己易于接受的事物上，尽量保持愉悦轻松的生活环境。

五是善于主动表白。及时向家人亲友说明自己的情绪状态，赢得家人亲友的理解，从而可以避免在自己情绪不好时被激惹。

3. 主动进行心理咨询和医学治疗，及时消除不健康心理

女性绝经期无论症状明不明显都应该进行心理咨询或者医学检查，这样可以有效的帮助自身生理和心理恢复，避免其对身体和精神方面的极大影响。

4. 掌握情绪调控方法，增强心理承受能力

绝经期的情绪容易爆发，可以有针对性地采取如下方法主动调控。

一是情绪爆发之前可用克制法。如果意识到激烈情绪将要爆发，应首先给大脑"降温"，克制情绪激动。克制法就在于使人警醒，在心理上对情绪波动进行调控，防患于未然。

二是情绪爆发之初可用转移法。如果情绪已经有了爆发苗头，就让自己尽快转移。比如家里的事使你"恼火"，就赶快上班；办公室发生的事使你"勃然"，就暂且外面走走……避开这些激惹你的情境，你的怒火说不定很快就会熄灭。

三是情绪爆发之中可用宣泄法。如果情绪已经爆发，难以克制，难以转移，最好就是合理宣泄了。比如把自己关在房中，大叫一阵，大哭一场。如此合理宣泄，既能消除心理紧张，又不会造成其他方面的损失。

四是绝经期的女性应该多接触外界环境以及新鲜事物，不要在行为上和思想上实施自我封闭，尽量地把内心集聚已久的烦恼和痛苦倾诉出来，可以宣泄情绪增强内心的承受力。让我们都来学会自我情绪管理，让自己更年期的情绪，走过狂风巨浪，走向风平浪静。

绝经期女性发生心理变化，家庭和社会应该如何应对

1. 家庭环境调适

(1) 家庭成员尽量满足女性在绝经期必要的休息和营养需求，注意到女性的生理和心理的变化和倾向，及时地给予关心和帮助，但是要尊重她们。

(2) 家庭成员要了解女性在绝经期症状的特征，要理解她们焦虑烦躁、郁郁寡欢等行为，及时以快乐向上、幽默诙谐等方式营造和谐的家庭氛围，使更年期女性的身心得到适时的调适。

(3) 丈夫应该多阅读一些心理活动和心理需求的方面的书籍，帮助妻子调节绝经期的种种困惑，消除心中的疑虑和烦恼。

(4) 家庭成员应该主动分担家庭劳动，减轻绝经期女性的家务负担，使其减少身体上的疲惫。

2. 社会环境调适

用一些诸如兴趣转移的方式让女性身处于一个良好的社会

环境中,避免敏感词语对绝经期女性的刺激。在公共场所及其工作单位加强科普宣传,普及更年期保健知识,让女性掌握一些保健的方法,如报刊、海报、科普片、有关知识读物等。

所谓绝经期,就是从中年期向老年期的过渡期,是生理和心理变化比较剧烈的一个时期。绝经期是每个女性都要面对的一个过程,希望得到家庭和社会的理解和呵护,让她们顺利渡过这个特殊的时期。

增加体育锻炼是否可以缓解绝经期负面情绪

绝经期女性通过体育锻炼能缓解更年期焦虑抑郁症状。通过体育锻炼,不仅可改善其骨骼代谢、钙吸收状况,促进骨生成,预防骨质疏松,减轻患者身体上的不适,还能调节不良情绪,减轻悲观、焦虑等神经心理症状;通过体育锻炼,能够增加人与人之间的沟通与交流;通过科学的体育锻炼,帮助患者保持良好的心态,改善其不良的情绪波动,构建良好的心态,顺利度过绝经期。

保持心理平衡有哪些方法

1. 要顺应变化的形势,适应环境,适应工作,适应生活。

2. 要多结交朋友,多做自己喜欢或力所能及的事,寻找生活的乐趣。

3. 要做情绪的主人,学会摆脱消极情绪的纠缠。要与人沟通,把内心的烦恼和痛苦多向家人倾诉。

4. 要学会积极暗示,遇事要往好处想,不要自寻烦恼。

5. 要心胸宽阔,不要钻牛角尖,不可过分自重,该糊涂时就糊涂,减少不必要的忧虑。

6. 要保持与社会多接触,多参加亲朋好友聚会,不要把自己禁锢在家里。

7. 要使生活充满情趣,有节律有兴趣,适当参加体育活动和外出旅游,多结交朋友。

8. 要克服自我中心,有话就讲出来,对别人多理解。

9. 要创造和睦家庭氛围,家庭成员以礼相待,夫妻相亲相爱。学会正确处理好婆媳、姑嫂关系、夫妻关系、邻里关系、上下级关系、同事关系和朋友之间的关系。

10. 要学会放松,陶冶情操,走进大自然,以解身心疲乏。闭目养神,赏花观鱼,可以从中受到熏陶、启迪,获得无限乐趣。

男性有更年期吗

不要忘了,其实男性也有更年期,只是比女性晚一些,一般要到55—65岁,通常表现不如女性那样明显。

男子到了40岁左右,大约有10%的人逐渐出现更年期综合征的症状;60岁后,30%左右的人出现更年期综合征;而到了

80—90 岁,则大约有 80%的男子或多或少都会有一些更年期综合征的症状。通俗地理解这一组数据:40 岁的男人患更年期综合征只是少数;60 岁的男人已经开始担心“我有没有进入更年期”;80—90 岁的老年男性则多数在经历着更年期的不适。

由此看来,男子更年期综合征与年龄有关,其实,除了年龄因素以外,大量研究表明,男子更年期综合征还存在高发人群,这些人群比一般人更容易出现更年期症状,他们至少有以下特征之一:工作、生活压力大,患有慢性疾病如糖尿病、抑郁症等,有不良生活方式,如抽烟、酗酒,生活环境恶劣,缺乏体育运动,腹部肥胖。

男性如何从容面对“更年期综合征”

男性更年期综合征有什么表现呢?男子体内睾酮部分缺乏是更年期综合征发生的重要原因,随着体内睾酮水平的下降,患有更年期综合征者就会有以下的表现。在躯体方面:有失眠、乏力、食欲不振、骨骼及肌肉疼痛、皮肤萎缩、腹部肥胖等;在血管方面:有心悸、阵发性潮热、面红、多汗等;在性生活方面:有性冲动减少、性欲下降、性功能障碍等;在精神方面:有健忘、注意力不集中、焦虑、情绪低落、自信心下降、工作效率降低等。如果属于男子更年期综合征的高发人群,又有以上多种症状,应到医院的泌尿外科或男科进行诊治,做到及早预防。

更年期的自我情绪管理策略既适用于女性,也适用于男性。

更年期如何进行亲子沟通

在青春期和更年期这两个时期，人的生理、心理都会发生巨大变化。青春期是人体生理发展的第二个高峰期，孩子渴望独立，其实心智尚未成熟；而更年期是进入一个衰退期，容易出现情绪不稳定、抑郁焦虑、敏感多疑、情绪不稳、易激动、失眠等。父母和孩子都处于人生关键的过渡时期，分别承受着不同的情绪问题，当青春期的叛逆心理遇上更年期的情绪波动，如同针尖对麦芒，如果处理不好，容易引发各种矛盾甚至发生激烈冲突。所以更年期父母要和青春期孩子进行良好沟通，建立和谐的亲子关系。

1. *换位思考和平等对话*　面对青春期孩子，为人父母者应该换位思考，切不可动辄训斥、指责甚至数落孩子，采用不容对方置疑的、教训的口吻和孩子沟通。父母和孩子应该是能相互理解、相互信任、平等对话的知心朋友，父母要感同身受孩子的学业紧张和压力，给予适当的心理支持与安慰，一起帮孩子渡过难关，使孩子向家长敞开心怀。

2. *认真倾听*　倾听是沟通的前提，与孩子沟通要注意倾听，即使是自己不感兴趣的话题也要耐着性子听，并发现孩子谈话中的闪光点和焦虑点。当孩子诉说高兴的事时，父母应该表示共鸣；当孩子诉说不高兴的事时，父母应该让他尽情宣泄。这样孩子就会与父母保持沟通。

3. 父母应该率先垂范　俗话说“言传身教”，家庭是孩子人生中的第一间课堂，父母是孩子人生中的第一任老师。父母像一面镜子，是对孩子影响最先、最深的人，是孩子模仿最多、最早的形象。因此，处于更年期的父母尤其要注意自己的情绪情况，学会合理疏导自己的情绪，身体力行，用自己的言行举止感染孩子，为孩子做榜样。

4. 沟通方式的多样性　现在青春期的孩子正是遨游网络世界的一代人，作为父母应该采用多样化的方式与孩子沟通，或许可取得事半功倍的效果。沟通地点不局限于家中，可以在散步、游玩、活动时；沟通方式不局限于语言交谈，可以用语音、留言、网络等方式。通过寻找合适的沟通切入点，有益于增进有效沟通。

5. 共同调整情绪　人在紧张、恐慌时会出现肌肉紧张、心跳加速、出汗等生理反应。此时不要采取否认、回避、退缩以及指责、抱怨、发脾气、冲动等不良的应对方式。可以通过自我放松、锻炼来改善上述症状并缓解情绪，要学会自我安慰。

健康中国·家有名医丛书
总书目

第一辑

1. 下肢血管病诊断与治疗
2. 甲状腺疾病诊断与治疗
3. 中风诊断与治疗
4. 肺炎诊断与治疗
5. 名医指导高血压治疗用药
6. 慢性支气管炎诊断与治疗
7. 痛风诊断与治疗
8. 肾衰竭尿毒症诊断与治疗
9. 甲状腺功能亢进诊断与治疗
10. 名医指导合理用药
11. 肾脏疾病诊断与治疗
12. 前列腺疾病诊断与治疗
13. 脂肪肝诊断与治疗
14. 糖尿病并发症诊断与治疗
15. 肿瘤化疗
16. 心脏疾病诊断与治疗
17. 血脂异常诊断与治疗
18. 名医教你看化验报告
19. 肥胖症诊断与治疗
20. 冠心病诊断与治疗
21. 糖尿病诊断与治疗

第二辑

1. 尿石症诊断与治疗
2. 子宫疾病诊断与治疗
3. 支气管哮喘诊断与治疗
4. 胃病诊断与治疗
5. 盆底疾病诊断与治疗
6. 胰腺疾病诊断与治疗
7. 抑郁症诊断与治疗
8. 绝经期疾病诊断与治疗
9. 银屑病诊断与治疗
10. 特应性皮炎诊断和治疗
11. 乙型肝炎、丙型肝炎诊断与治疗
12. 泌尿生殖系统感染性疾病诊断与治疗

13. 呼吸道病毒感染诊断与治疗
14. 心血管内科疾病诊断与治疗
15. 老年眼病诊断与治疗
16. 肺结核病诊断与治疗
17. 斑秃诊断与治疗
18. 带状疱疹诊断与治疗
19. 早产儿常见疾病诊断与治疗
20. 儿童佝偻病、贫血、肥胖诊断与治疗
21. 儿童哮喘诊断与治疗
22. 皮肤溃疡诊断与治疗
23. 糖尿病视网膜病变诊断与治疗
24. 儿童性早熟诊断及治疗
25. 儿童青少年常见情绪行为障碍诊断和治疗
26. 儿童下肢畸形诊断和治疗
27. 肺癌诊断与治疗